医院配液中心
管理手册

（第2版）

主　编　邱素红　弓儒芳

科学出版社

北　京

内 容 简 介

本书第2版根据配液中心的工作实际，结合护理经验，以《静脉用药集中调配质量管理规范》为依据，系统介绍了医院配液中心的建筑布局、设备设施、条件及分区功能，重点阐述了配液中心的规章制度、消毒灭菌技术及质量监测、感染控制、信息化管理及标准化管理等内容，同时调整了部分章节中的操作细节，新增加了消毒隔离标准操作流程，完善了应急预案。本书将配液中心的工作流程进行系统规范和流程化，增强了可操作性，适合各级医疗机构配液中心的护理人员阅读参考。

图书在版编目（CIP）数据

医院配液中心管理手册 /邱素红，弓儒芳主编. —2版. —北京：科学出版社，2022.1

ISBN 978-7-03-071173-1

Ⅰ.①医… Ⅱ.①邱… ②弓… Ⅲ.①静脉注射－输液疗法－手册 Ⅳ.①R457.2-62

中国版本图书馆CIP数据核字（2021）第265767号

责任编辑：郝文娜 / 责任校对：张 娟
责任印制：赵 博 / 封面设计：吴朝洪

科 学 出 版 社 出版

北京东黄城根北街 16 号
邮政编码：100717
http://www.sciencep.com

天津市新科印刷有限公司 印刷
科学出版社发行 各地新华书店经销

*

2022 年 1 月第 一 版 开本：880×1230 1/32
2022 年 1 月第一次印刷 印张：4 5/8
字数：128 000

定价：39.00 元
（如有印装质量问题，我社负责调换）

编者名单

主　编　邱素红　弓儒芳

主　审　皮红英　魏晓鸣

副主编　刘颖　吴妍　杨然然

编　者（按姓氏笔画排序）

刘梦媛　祁佳苗　李兰　李姗

李菲　杨东艳　杨然然　吴淑芳

张奇　张亚静　张丽媛　张微微

张赞美　陆冶　周益　周敏

房志玥　段品品　侯雪　高佳伟

郭洁　董海洋　滕姿绮　薛莲

前　言

　　配液中心是承担医院所有临床病区配液成品配制的部门，其工作质量直接影响患者的治疗与生命安全。为提高静脉用药质量，促进静脉用药合理使用，保障静脉用药安全，2010 年 4 月（原）国家卫生部出台了《静脉用药集中调配质量管理规范》（以下简称《规范》），对医疗机构应当设置静脉用药集中调配中心（室）(pharmacy intravenous admixture service，PIVAS) 和实行肠外营养液、细胞毒性药物配制提出了明确要求，并制定了《静脉用药集中调配操作规程》，使我国的静脉药物集中配制工作进入了有规可循、有章可依的新阶段。

　　目前国内多家医院已先后建立 PIVAS，针对我国目前关于配液中心专业书籍偏少的现状，为满足配液护理人员在学习和工作中的迫切需要，依托解放军总医院配液中心的工作实践，结合国家标准和规范，我们编写了本书。本书自第 1 版 2016 年 9 月出版以来，受到广大读者的关注，此次编写的第 2 版在内容安排上遵循了第 1 版的基本框架结构，系统地介绍了医院配液中心的建筑布局、设备设施、条件及分区功能，管理制度及感染控制，配液中心消毒灭菌技术及质量监测，信息化管理及标准化管理等知识，同时调整了各别章节，新增了消毒隔离标准操作流程，完善了应急预案和标准化管理内容，对配液中心医务工作者有一定的参考价值。

　　在本书的编写过程中查阅了大量相关文献，在此对所有参编者表示感谢。由于编者水平有限，本书缺点和错误之处，敬请广大读者批评指正。

邱素红　弓需芳

解放军总医院

2021 年 6 月

目　录

第一部分　建立配液中心的意义及配液中心建设…………………　1

　第一节　建立配液中心的意义…………………………………　1

　　一、确保药品成品质量和静脉用药安全…………………………　1

　　二、增强职业防护…………………………………………………　1

　　三、降低风险、提高效率…………………………………………　2

　第二节　配液中心的建设………………………………………　2

　　一、配液中心的建筑与布局………………………………………　2

　　二、配液中心的设备与设施………………………………………　4

第二部分　配液中心的规章制度……………………………………　5

　第一节　配液中心的行政制度…………………………………　5

　　一、配液中心管理制度……………………………………………　5

　　二、工作人员请假、销假管理制度………………………………　6

　　三、值班、交接班管理制度………………………………………　7

　　四、沟通协调制度…………………………………………………　7

　　五、参观接待制度…………………………………………………　8

　第二节　查对制度………………………………………………　8

　　一、配制舱内核对…………………………………………………　8

　　二、配制舱外核对…………………………………………………　9

　第三节　报告与记录文书管理制度……………………………　9

　　一、报告管理制度…………………………………………………　9

　　二、记录文书管理制度……………………………………………　10

　第四节　配液中心的人员管理…………………………………　10

　　一、人员构成及各级人员职责……………………………………　11

　　二、人员培训………………………………………………………　18

　　三、岗位管理………………………………………………………　22

　第五节　设备管理制度…………………………………………　23

第三部分　配液中心管理 ································· 25

第一节　医疗废物的管理 ······························· 25

一、分类 ··· 25

二、分类收集 ··· 26

三、运送与交接 ······································· 26

四、暂存与登记 ······································· 27

五、细胞毒性药物废弃物的处理 ······················· 27

第二节　突发应急事件管理 ···························· 28

一、公共应急预案 ····································· 28

二、专科应急预案 ····································· 32

第三节　消毒隔离管理 ································· 47

一、感染预防 ··· 47

二、感染监测与控制 ··································· 48

三、标准操作流程（SOP） ···························· 50

四、职业防护 ··· 54

五、工作人员手卫生 ··································· 56

附1　手卫生效果监测方法 ····························· 58

附2　手依从性调查相关表格 ··························· 59

附3　手卫生布局图 ··································· 61

第四节　锐器伤管理 ··································· 61

一、防范措施 ··· 61

二、处理措施 ··· 62

三、应急程序 ··· 63

第五节　配液中心分区管理 ···························· 64

一、药品调配区 ······································· 64

二、药品配制区 ······································· 65

三、药品成品审核区 ··································· 68

第六节　一次性低值耗材管理 ·························· 71

一、定义 ··· 71

二、分类 ··· 71

三、管理 ··· 71

　　四、使用···71
　第七节　配液中心信息化管理···72
　　一、二维码技术在配液中心的应用·································72
　　二、目视化管理···74
　第八节　配液中心的标准化管理···77
　　一、配液中心的标准化考评···77
　　二、水平层流操作台标准操作流程·································91
　　三、生物安全柜标准操作流程···92
　　四、自动贴签机标准操作···93
　　五、西林瓶配制操作流程···94
　　六、安瓿配制操作流程···95
第四部分　配液中心操作技术···96
　第一节　配液中心消毒灭菌技术···96
　　一、常用化学消毒剂种类···96
　　二、常用化学消毒剂应用···96
　第二节　常用药物配制知识···102
　第三节　配液中心其他相关知识···121
　　一、配液中心各种登记表格···121
　　二、配液中心的相关术语···126
附件A　卫生部办公厅关于印发《静脉用药集中调配质量管理
　　　　规范》的通知··128

参考文献··135

第一部分 建立配液中心的意义及配液中心建设

第一节 建立配液中心的意义

一、确保药品成品质量和静脉用药安全

1. 传统配液存在的问题　传统静脉输液中的加药工作由各病区护士在各自的治疗室内完成，主要存在以下难以解决的问题。①治疗室的环境空气极不洁净，难以避免药液受到污染；②护士在治疗室内加药随机性强；③加药程序不连贯，有时会因多种原因中断加药操作，使已打开包装的药物露置，从而留下安全隐患；④由于临床护理班次和工作安排等因素，使摆药与查对经常是同一个人完成，加错药极不容易被发现，查对制度缺乏严谨性；⑤临床护士药学背景差，仅凭经验配制，难以发现药物混合造成的不良反应。

2. 配液中心优势　①配液中心配制间的洁净度达万级，每个配制操作台的洁净度达百级，并且从护士进仓加药到工作台消毒等环节都有严格的规章制度，有效地防止了空气微粒对药物造成的污染。②查对制度严格。配液中心的工作流程连贯紧凑，病区医嘱经护士工作站核对无误后，通过电脑发送到 HIS 系统，经临床药师审方、打印医嘱单和输液标签，分批次交给药师及护士摆药、签字，由药师核对无误并签字后传入配制间；配制前护士需再次核对后方可进行配制并签字，配制好的药品成品传出配制间，经由核对护士再次查对输液标签并检查成品质量无误后，方可送至病区。

二、增强职业防护

对于某些有致癌、致畸、致突变作用的药物，尤其是抗癌药物等

细胞毒性药物，在开放的环境中配制，可使药物粉末及液体微粒悬浮在空气中，会严重损害配制者的健康。美国芝加哥地区某医院抗肿瘤药物准备间的空气中（320 小时监控）存在氟尿嘧啶及环磷酰胺的药品微粒。在 7 位正在配制一种细胞毒性药物的护士尿样中，可检测出该药物的代谢物。PIVAS 使得对正常人体有害的药物配制工作在洁净安全的生物安全柜和水平层流工作台中完成，大大减少了药物对医护人员的毒害。生物安全柜采用负压无菌技术，可把药物微粒控制在有限的范围内，且配制人员穿着隔离衣，戴橡胶手套、口罩和防护镜，避免了药物与配制人员的接触。

三、降低风险、提高效率

　　静脉药物的统一集中配制使其更具专业性，降低护理风险，减轻护理压力，提升了临床护理效率。在这一过程中，参与药物配制的工作人员首先需要接受专业的岗位培训，通过技能考核及理论知识考试后才能正式上岗工作。此外，配制工作人员流动性较小，因而对各个科室用药的具体要求及其他注意事项较为清楚，从而使得药物配制质量与速度得到保障。当前科室中只需要安排一名护理人员负责接收成品配制工作及对配制好的药物进行复核校对，然后再进行其他护理工作。正是由于护理工作中配药工作量大大降低，从而降低了护理风险，减轻了护理人员的工作压力，大大提升了临床护理质量。

第二节　配液中心的建设

一、配液中心的建筑与布局

　　根据《静脉用药集中调配操作规范》，静脉配液中心的房屋布局基本要求如下。

　　1. 总体区域设计布局、功能室的设置和面积应当与工作量相适应，并能保证洁净区、辅助工作区和生活区的划分，不同区域之间的人流和物流出入走向合理，不同洁净级别区域间应当有防止交叉污染的相应设施。

2.地点设在人员流动少的安静区域，且便于医护人员沟通和成品的运送。设置地点应远离各种污染源，禁止设置于地下室或半地下室，周围的环境、路面、植被等不会对静脉用药调配过程造成污染。洁净区采风口应当设置在周围30m内环境清洁、无污染地区，离地面高度不低于3m。

3.洁净区、辅助工作区应当有适宜的空间摆放相应的设施与设备；洁净区应当含一次更衣、二次更衣及调配操作间；辅助工作区应当含有与之相适应的药品与物料储存、审方打印、摆药准备、成品核查、包装和普通更衣等功能室。

4.室内应当有足够的照明度，墙壁颜色应当适合人的视觉；顶棚、墙壁、地面应当平整、光洁、防滑，便于清洁，不得有脱落物；洁净区房间内顶棚、墙壁、地面不得有裂缝，能耐受清洗和消毒，交界处应当成弧形，接口严密；所使用的建筑材料应当符合环保要求。

5.洁净区应当设有温度、湿度、气压等监测设备和通风换气设施，保持静脉用药调配室温度18～26℃，相对湿度40%～65%，保持一定量新风的送入。

6.洁净区的洁净标准应当符合国家相关规定，经法定检测部门检测合格后方可投入使用。

各功能室的洁净级别要求如下：①一次更衣室、洗衣洁具间为十万级；②二次更衣室、加药混合调配操作间为万级；③层流操作台为百级。

其他功能室应当作为控制区域加强管理，禁止非本科室人员进出。洁净区应当持续送入新风，并维持正压差；抗生素类、危害药品静脉用药调配的洁净区和二次更衣室之间应当呈5～10Pa负压差。

7.应当根据药物性质分别建立不同的送、排（回）风系统。排风口应当处于采风口下风方向，其距离不得＜3m或者设置于建筑物的不同侧面。

8.室内安装的水池位置应当适宜，不得对静脉用药调配造成污染，不设地漏；室内应当设置有防止尘埃和鼠、昆虫等进入的设施；淋浴室及卫生间应当在中心（室）外单独设置，不得设置在配液中心（室）内。

目前，国内配液中心基本功能区的设计划分及净化级别参照《静脉用药集中调配操作规范》和中国 GMP 修订版。按工作流程划分设计其功能使用区域。

二、配液中心的设备与设施

　　配液中心是在符合国际标准、依据药物特性设计的操作环境下，由受过培训的护理人员严格按照操作程序进行包括全静脉营养药物、细胞毒性药物和抗生素药物的调配，为临床医疗提供规范优质的服务的机构。医院应根据配液中心的规模、任务及工作量，合理配置设备及配套设施。

第二部分　配液中心的规章制度

第一节　配液中心的行政制度

一、配液中心管理制度

1. 配液中心由护士长负责管理，各行政小组长和其他人员应积极协助管理工作。

2. 各工作区应保持清洁、整齐、安静、干燥的工作环境；定期进行卫生清扫，有污物应随时清理；各区仪器设备、操作台、定位摆放，整齐规范，标识明确。

3. 保证科室内安全，严禁携带易燃、易爆等危险品及各种动物入内；各工作点组长应负责安全检查，每位工作人员知道灭火器或消防栓放置位置，掌握灭火器和消防栓使用方法，熟悉紧急疏散路线。

4. 工作人员应经过第一更衣室，换鞋、洗手后进入第二更衣室穿防静电服装；各区人员相对固定，不得随意相互跨区；各类人员应遵守标准预防的原则，正确选用个人防护用品，确保职业安全，物流通道应保持关闭状态。

5. 工作时间内工作人员不得会客，不得将非工作人员带入工作区；不准在操作区内做与工作无关的事情。严禁外来人员使用浴室，下班时间非值班人员不宜在科内逗留。

6. 工作人员应掌握配制间的净化原理及各层流台的工作原理和使用方法，认真执行规章制度、技术操作流程、洁净层流室的监测标准、遵守各岗位职责，保证净化系统及仪器设备性能良好，有效防范工作缺陷及安全隐患。

7. 进入工作区各类人员应做到四轻（说话轻、脚步轻、动作轻、关门轻），禁止大声喧哗和使用手机；不准随意在操作台上、墙上乱写乱画、乱贴条等。不得乱扔废弃物，自觉维护操作区内卫生。

8. 加强设备、耗材、运送工具等的管理。定期维护保养，专人负责定期清点、做到账物相符、并有记录。管理人员变动时，应办理交接手续并记录。

9. 建立与相关科室的联系制度，实时进行沟通，定期收集意见及建议，落实质量持续改进并有记录。

10. 配液中心应定期组织全体人员学习法律法规、规章制度、操作程序、岗位职责。督促全体人员自觉遵守法律法规、规章制度、操作程序及岗位职责。

二、工作人员请假、销假管理制度

1. 工作人员因公外出或参加学术活动等，需逐级上报，经护理部批准并备案。

2. 工作人员休病假需持医院门诊或急诊科出具的病假证明，经护士长批准方可休息；病假证明从开具日期起计算。

3. 1 年内病假时间累积超过规定的休假天数者，均不再享受当年休假待遇。

4. 因家庭或个人原因可请事假，按事假规定扣发基本工资。

5. 护士长休假必须提前报护理部，批准后方可休假。

6. 凡在休假期间遇上节假日，不再另外补假。

7. 拟休假的人员，必须事先打报告，经护士长批准后方可休假；休假报告中应注明休假时间、地点、联系电话等。

8. 产假及晚婚假、计划生育假等按有关规定执行。

9. 工作人员每周工作满 5 天者，安排 2 天休息；1 周工作时间满 3 天者，安排 1 天休息；每周工作时间不足 3 天者，不安排休息日。

10. 逢"春节""五一""十一"等节日时，护士必须值班 1 天以上方可享受节假日。

11. 因工作原因欠休时，补休应服从工作需要，不得安排连续补休或合休；护士长要根据实际情况及时安排补休，欠休一般不超过 3 天。

三、值班、交接班管理制度

1. 单独值班人员应当为注册护士；新来院护士和进修护士经培训、临床带教、考核合格后，由总护士长报护理部进行资质审批，审核合格者方可单独值班。未取得执业证书的护士不得单独值班。

2. 每日值班人员必须坚守岗位，履行职责，节假日应设听班人员。

3. 值班人员应当按时完成各项配制工作，认真执行查对制度，防止差错、事故，并负责指导实习、兼职、进修护士工作、进行各小组当日管理的工作。

4. 节假日听班人员应当与病区保持有效联系，遇到突发情况应当及时到位。

5. 正常工作日时间，各组每日早 9：30 集体交接班，全组护理人员参加。其他时间的交班由当班护士负责，并与接班人员按照程序认真交接。

6. 接班人员应当做好接班前准备：着装整齐，仪表端庄，精神饱满。

7. 接班人员应当认真听取交班人员所交的各项情况。

8. 接班人员接班后，应当对职责范围内的一切问题负责。

四、沟通协调制度

加强与临床各科室的沟通与协调，增强服务意识和质量意识，规范服务行为。满足各临床科室的供应物品数量、质量的要求。每月定时发放意见征求表，对提出的意见、建议及时讨论分析，制定改进措施，专人跟踪改进落实情况。

有计划地申报物资采购计划，急需物品与物资管理部门联系，妥善解决。做好设备器材的保养和维修记录，随时与设备维修部门保持联系，定期向上级部门汇报工作情况。

五、参观接待制度

所有来访同行均需在护理部申请，得到明确接待指示后方可接待，同时登记来访人员的单位、人数及参观时间，有专人接待，科室其他人员不得私下接待任何来访人员。所有参观人员均需遵守配液中心各区出入流程和防护标准。接待过程中应遵守医院科室相关制度和相关保密原则，不能准确回答的问题应及时向上级反馈。参观过程中参观人员提出超越预定接待项目的应向上级请示后再做出决定。对参观人员在参观过程中提出的建议、意见均应做出解释，并做相关记录。

第二节　查对制度

各岗位查对要认真细致，相互把关，记录详细，保证药品成品的质量。

一、配制舱内核对

1. 配制前查对

（1）配制开始前，检查一次性耗材名称、规格、生产日期、失效期、包装完整性、有无潮湿。

（2）配制开始前，检查液体外观包装，用手轻轻挤压，检查是否漏液，瓶盖是否松动，瓶体有无裂痕；液体有无沉淀、浑浊、絮状物。

（3）仔细查对输液标签与药品名称、规格、厂家、数量、剂量是否相符，有无配伍禁忌，检查输液签上的批次与调配筐是否对应。

（4）同一种类的抗生素，两支以上查对批号。

（5）非整支剂量药品，需要双人核对。

2. 配制时查对

（1）配制时再次查对药品名称、规格、厂家、数量、剂量是否与输液标签相符。

（2）加入液体量为非整支药品，抽取后再次双人核对，并双人签字确认。

3. 配制后查对

（1）配制结束后，检查成品质量，液体有无漏液、沉淀、浑浊、絮状物、变色、胶塞等。

（2）配制结束后，查对输液标签与药品信息是否相符。

二、配制舱外核对

1. 成品核对时，对照标签核对空安瓿、空西林瓶的药品名称、规格、数量、剂量是否正确，注意一些高风险药物剂量、用法等，如氯化钾注射液的使用。

2. 对配液所用溶媒体积、成品输液体积、颜色、密闭性、不溶性微粒等内容进行查对。

3. 查对输液标签"配制"处有无配制人员签字，非整支剂量有无双人签字。

第三节　报告与记录文书管理制度

一、报告管理制度

1. 发生各类工作问题时，当班人员或值班人员应及时向护士长及组长如实报告。

2. 护士长及组长对发生的问题进行分析，属于用药医嘱问题，应协调药师和病区医师或护士进行沟通并解决；属于药品质量问题，应协调药师和药品厂家联系，找出发生问题的根源并解决好临床供应；属于配液质量的问题，应收回该组药品并进行重新配制，保留出现问题的液体，以便追查原因；属于负责下送的工勤班组的问题，应及时请服务公司相关负责人到现场给予解决；属于维修的问题应及时请相关部门给予解决，并将维修情况如实记录。

3. 发生差错或事故性质的问题时，护士长应积极采取补救措施，避免对患者产生不良后果，指导对问题进行妥善处理，同时立即向护理部领导汇报。

4. 在履行口头报告程序后，由护士长对发生的差错事故及时组织科室相关人员进行讨论，必要时全科人员参加，提出处理办法及整改措施。

5. 护士长填写护理问题报告表，说明问题发生的时间、经过、缘由和后果，以及处理与整改措施，上交护理部。

6. 护理部要及时组织有关人员对发生问题进行讨论和定性，制定整改措施提出指导意见。

二、记录文书管理制度

监测资料是配液中心的原始记录，是管理、追溯、科研和法律依据，需妥善保管，以备查询，资料要完整、齐全、具有连续性。因此对记录文书必须认真核实。

监测资料包括各组静脉配制间感染监测记录本、静脉配液工作量日统计表、配制工作完成时间记录表、成品胶塞记录表、各类护理人员配制错误登记表、各类护理人员药品破损登记表、一次性无菌物品销毁登记表。

1. 监测资料以书面文书记录，由当班人员在规定的时间内完成，正楷字体书写，应做到"四要"，即书写要完整、字迹要清楚、记录要及时、要使用专科术语。各种记录内容要求客观、真实、准确、及时、完整，不能涂改，签名处要签全名，每个月底将各种记录文书整理交给护士长检查后集中保存。

2. 护理部定期对科室各种文书进行检查，护士长定期对各工作岗位的相关文书记录进行抽查，并与个人考评挂钩。文书按要求保存在规定地点，由专人负责管理，超过保存期限销毁时，应有销毁记录。

第四节　配液中心的人员管理

配液中心隶属护理部领导，实行护士长负责制，护理部对配液中心进行业务管理和工作质量监督，感染管理部门负责感染防控及业务指导工作，器械处对配液中心的设备、耗材的引进进行把关，采购办负责设备及物资的采购、招标。人事、设备及后勤管理等相关部门对其提供工作保障。

一、人员构成及各级人员职责

（一）人员构成

医院根据配液中心的工作量及各岗位要求，配置具有执业资格的护士。护士长具有实际临床工作经历，具备大专以上学历或主管护师以上职称。护士应持有注册执业证，所有人员要经过系统培训。工作人员身体健康，定期进行体检，患有活动期传染病的不得从事此项工作。

（二）各级人员职责

1. 配液中心护士长职责

（1）在护理部主任以及总护士长的领导下负责配液中心的全面管理工作。根据护理部工作计划及配液中心的工作特点，制订本科的具体工作计划并组织实施。及时做好上传下达，按时布置和完成医院工作任务。定期向总护士长汇报，提供准确信息。

（2）做好科室的管理工作，科学合理调配各级、各类人员岗位及班次，根据工作量实行弹性排班。调动全体人员的工作积极性，发挥潜力，体现优质、高效、专业。做到日有安排、周有重点、月有计划。

（3）负责组织全科人员学习专科业务知识及技能，加强各类人员相关知识的培训，不断提高科室人员的专业技术水平。组织开展以配液中心为主体的相关研究。撰写学术论文、促进学科的不断发展，负责安排本科的进修生、实习生、见习生的教学工作以及参观人员的接待工作。

（4）负责本科的基础管理及过程管理，指导、监督、检查各岗位人员职责履行；规章制度、各项技术操作规范及工作流程的落实和执行；保证配液成品的质量控制，不断完善信息化管理系统。做好所有配液成品的质量控制过程的相关记录，实施全面的质量追溯管理，达到真实、有效、可视的质量追溯管理的目的。

（5）负责组织每月的质量分析及科内考评会，对工作中出现的问题进行分析、查找出发生问题的原因，建立质量持续改进的长效机制。

（6）做好与上下级和相关科室的交流、协调及沟通，营造良好的工作氛围。达到保证工作质量和整体工作效率的提高。

（7）定期组织召开质量管理小组会和科室会进行质量分析和讲评，制定并落实质量持续改进方案。

（8）负责本科室工作人员及护理进修生、实习生工作安排和排班，指定有经验和教学能力的护师以上职称人员担任带教老师。

（9）教育与引导本科室护理人员热爱护理专业，加强责任心，改善服务态度，爱岗敬业，全心全意为患者服务。

2. 组长岗位职责

（1）在护士长的领导下负责自己管理下的行政小组工作，协助护士长做好本科管理工作。

（2）协调安排本区各岗位工作，做好人力、物力的管理工作。

（3）落实检查本区人员执行岗位职责、规章制度、技术操作规程情况，组织业务学习、技术培训和考核，提高工作质量。完成本区进修生、实习生的带教工作。

（4）负责本区各项器材、耗材的请领工作，以保证各项工作正常运行。

（5）建立良好的工作环境、协调各级人员之间的关系，调动本区人员工作积极性，提高工作效率。

（6）督促检查本区设备和操作人员班前检查、设备维护保养及在岗在位情况，掌握设备的运行情况出现故障及时请专业人员修理，并向护士长汇报。设备维修好后应验收是否达到关键参数及有效运行，并做好维修记录。

（7）积极妥善处理好各类应急事件，保障临床成品配液质量。遇到各类应急事件按各类应急预案进行处理。

（8）做好月重点工作，落实交接班制度，查对制度，做好各类器材、耗材进出入记录。随时采用信息化管理做好追溯管理，切实做到账物相符。

（9）负责督促检查本区内的清洁卫生工作，保持工作区内清洁、干燥，设备整齐摆放，达到空气物体表面及操作人员手卫生等符合国家卫生学标准。

3. 质控员的岗位职责

（1）在护士长领导下，医院感染管理部门指导下，对科内工作人员进行感染知识的培训，掌握有关医院感染的知识。发现问题及时报告，分析原因，提出补救或改进措施。

（2）负责对配制间清洁、消毒过程的监测，并记录备案。

（3）负责执行科室各项感染控制质量监测任务，并记录。

（4）每月负责对工作区域的空气、物表、环境和工作人员的手卫生进行监测，并记录在案。

（5）负责科室感染监测资料的整理与保管。

4. 配液岗位职责

（1）由专人负责配液用一次性注射器、消毒用品、包装容器及消耗品的请领及保管。

（2）配液人员应当具备严格的无菌操作观念。

（3）配液人员提前上岗，做好配液前的各项准备工作，在配液过程中不得随意离开岗位。医嘱审核药师、摆药贴签和核对药师未签字的标签不得调配。

（4）配液人员进出配液洁净区应当按照操作程序和有关规定洗手、换穿洁净服等。

（5）配液人员配液前应当复核标签与药品的正确性，发现问题及时处理。

（6）严格按照配液操作程序和要求进行调配，遵守无菌操作规程，杜绝污染。加药时要注意药品的理化性质变化，遇到药品质量问题、配伍禁忌时应当及时报告岗位主管或中心负责人。

（7）配液人员完成配液后将使用完的空安瓿和西林瓶存留以备成品核对人员核查。

（8）配液人员完成配液后应当在标签上签字。

（9）配液人员负责调配间的清场和卫生工作，保证配液环境的清洁，同时做好相关记录。

（10）工作经验丰富和业务能力强的护士应当参与新人培训和进修生、实习生指导带教等工作。

（11）参加专业继续教育，学习了解专业知识新进展，开展与工作相关的研究。

5. 核对岗位职责

（1）成品核对护士应当对调配后的成品输液进行认真核对、查看患者相关信息及用药时间是否正确。

（2）应当对照标签核对空安瓿、空西林瓶的药品名称、规格、数量、剂量是否正确，重点要注意一些高风险药物剂量、用法等，如氯化钾注射液的使用。

（3）成品核对护士应当对配液所用溶媒体积及成品输液体积、颜色、密闭性、不溶性微粒等内容进行检查。

（4）成品核对护士检查标签上是否有相应人员签字确认，核对无误后在标签上"成品核对"处签名。

（5）成品核对护士在核对过程中发现任何问题应当及时处理，成品输液本身有问题的一律不得发放。

（6）对核对无误后的成品输液按照批次、病区分类，由工勤人员按规定包装并下送至各病区。

（7）工作经验丰富、业务能力强的护士应当参与新人培训和进修生、实习生指导带教等工作。

（8）加强专业继续教育，学习了解专业知识新进展，开展与工作相关的研究。

6. 巡回岗位职责

（1）负责接收、清点、记录由药房传入配制间的待配药品。

（2）负责配制间物品整理及各配制台的保障工作。

（3）负责配制过程中的总协调工作并记录发现和发生的各种配制问题。

（4）负责每天各病区配制顺序安排与协调工作，保证配液速度。

（5）负责与配制间外的一切协调工作。

（6）负责配制间内成品输液的传输工作并保证科室、批次的准确。

7. 护士岗位职责

（1）按规定时间提前 10 分钟上岗。

（2）在护士长的安排下及时完成输液的配制，保证临床使用。

（3）严格落实各项管理规章制度，严格遵照医嘱配制药品。

（4）配制前严格遵守核对制度，发现问题及时反馈和处理，杜绝差错。

（5）做好无菌操作的各项准备工作，配制在百级的区域内进行，严格遵循操作规程。

（6）配制过程中不得随意离开，配制中严格执行"三查八对"制度，遇到质量问题及时汇报，以便及时得到妥善处理。

（7）协助药师做好排药、核对、复核等工作。

（8）及时做好各项操作记录，配制完毕的药液及时交予核对人员核对。

（9）随时保持配制间、工作台的清洁和整齐。

（10）做好操作场所的卫生控制间所用器具及设备的消毒处理。

（11）做好实习生、进修生的带教工作。

（12）参加继续教育和业务培训。

8. 感染组组长岗位职责

（1）在科主任及护士长的带领下，严格完成各项感染控制工作，制定科室感染控制流程。

（2）协助护士长进行各项感染控制工作的落实情况，发现问题及时分析原因，提出整改措施。

（3）监督科室消毒隔离情况，掌握常用消毒液的使用方法及消毒剂浓度。

（4）定期监督紫外线消毒情况，到期更换。

（5）监督医疗垃圾分类处理正确，无杂物，各种登记本使用情况。

（6）每月按计划对科室护理人员进行感染知识的培训，并做好记录。

（7）监督空气培养、手培养、物表培养落实到位情况。

9. 培训组组长岗位职责

（1）积极参与科室的各项教学任务，协助护士长做好在职护士、新入科护士、进修护士和实习护士的培训考核管理工作。

（2）协助护士长制订本科室各层级护理人员的基础和专科知识培训计划。

（3）每月按计划组织各层级护理人员进行基础和专科理论、操作技能的系统学习，严格执行培训和考核制度，做好相关记录。

（4）监督、检查各项培训计划的落实情况，确保教学质量和效果。

（5）定期向护士长反馈在职护士培训效果和考核成绩。

（6）协助护士长安排实习护士的带教工作。

（7）负责实习护士的考核和总结，及时向护士长反馈实习护士带教和学习情况。填写实习手册带教评语。

（8）每月按时参加护理部组织的实习护士的操作示教，并为实习生示教和考核，月底及时将成绩上报护理部。

（9）做好每月、季、年度的绩效汇总和工作总结，及时上报护士长。

（10）对在职护士和实习护士做满意度测评，了解学习需求，对其提出的意见和建议给予及时反馈并做好记录。

10. 药学人员岗位职责

（1）在科室主任领导下，对静脉药物的配制质量严格把关，审方人员负责审核医师处方，安排各科室排药。排药人员负责对当班长期医嘱进行单组次贴签、排药、核对工作；复核人员负责对配制完毕的静脉输液成品进行核对、统计，确认无误后按科室放置。

（2）审方人员由获得药师及以上职称的药学人员担任；排药人员由获得药（护）士及以上职称的人员担任。复核人员由获得药士及以上职称的药学人员担任。

（3）审核静脉用药医嘱适宜性与正确性，参与临床静脉输液的应用，协助医师正确遴选药品，指导帮助护士正确使用药品。

（4）严格落实各项管理规章制度及技术操作规范，发现问题及时上报，预防医疗事故及差错。

（5）严格执行查对和交接班制度，检查调配过程中各个环节质量，严格把关，杜绝差错发生。

（6）负责与指导本中心静脉用药调配与使用有关的技术事宜。

（7）负责静配中心与各病区的总体协调工作，发现问题及时沟通解决。

（8）工作经验丰富、业务能力强的药学人员参加新人培训、实习生和进修生的指导带教等工作。

（9）积极参加专业继续教育，学习了解专业知识新进展，开展与工作相关的科学研究。

11. 安全管理员岗位职责

（1）协助护士长制定本科室护理质量安全监测标准。

（2）组织本科室人员进行护理安全相关制度和知识的培训考核。

（3）督促本科室护理安全相关制度、护理安全标识、护理安全措施的执行和落实情况。

（4）参与科室护理质控，对本科室护理安全工作中存在的问题和隐患缺陷，进行原因分析，提出整改措施并进行追踪落实。

（5）记录本科室护理安全（不良）事件与隐患缺陷，视情节严重程度报告护理部安全管理小组。

（6）负责本科室病区安全管理，定期检查水电、消防等安全设备设施。

（7）参与护理部安全管理小组工作会议与培训，对医院护理质量安全管理工作提出改进意见。

12. 仪器设备管理员岗位职责

（1）负责仪器设备的保管、督促做好保养和维修工作，使之处于完好状态，并定期检查仪器设备的性能及安全隐患。

（2）负责科室仪器设备的自检和送检维修工作。

（3）严格执行各种仪器的使用维护制度，检查各种仪器的使用记录。

（4）定期检查仪器设备在不使用时处于关闭状态。

13. 工勤人员岗位职责

（1）严格落实各项管理规章制度及技术操作规范，发现问题及时上报药学组长，预防医疗事故及差错。

（2）协助核对人员对输液成品进行分类、计数、打包，并将成品按科室放于相应的外送箱内，同时在相应的交接单上登记并签字确认。

（3）严格遵守运送约定时间，将输液成品在指定时间内用专车运送至各病区，与病区护士当面完善交接手续，双方签字确认，保证准时、准确、无误。

（4）外送单交给配制中心相关人员保存备查。

（5）在药师指导下，按拆药单统计数量，负责药品拆外包装及上架工作，严格按规定进行拆包装及上架工作，保证药品无破损、数量准确，与药师做好交接工作并签名。

（6）负责摆药筐、冰箱、核对台、治疗车、外送箱、外送车等物品清洁消毒工作，并做好登记。

（7）负责一次性无菌物品接收核对工作。

（8）负责外送车、打包机等维护与保养工作，如有问题及时上报维修，保证处于完好备用状态。

二、人 员 培 训

为适应本专科的发展趋势，配液中心需定期对工作人员进行培训，使其能够掌握不断更新的专业知识、专业技术及新业务、新理论、新技术，不断加强工作人员业务素质，以进一步提高工作质量。

（一）培训及考核

1. 培训对象　配液中心全体工作人员。

2. 培训内容　由护士长及具有教学资质的护理人员轮流主讲。以专科理论知识和专业技术操作为主，具体内容如下。

（1）学习法规：组织学习《中华人民共和国药品管理法》《静脉用药集中调配质量管理规范》等法律法规及配液中心相关管理制度。

（2）学习标准操作规程：使受训人员牢记从审核医嘱开始，打印标签、贴签摆药、加药混合、成品复核直至最终包装发放等每一步操作都是有规可依，工作中，必须严格按照标准规程进行操作。

（3）巩固药物基础知识：尽管受训人员在高校中已经系统地学习了药学专业基础知识，借助于工具书可以很容易查询到相关内容，但在实际工作中往往是没有时间去查阅。因此，仍要求受训人员对这些知识进行巩固学习以增强记忆，重点包括药品配伍禁忌，药物相互作用等内容。

（4）熟悉药品货位：了解药房的药品货位管理规定，熟悉每一药品品种所在位置，同时应当牢记药品名称、规格、包装等信息，确保调剂药品时的准确性与快捷性。

（5）严格无菌操作：必须进行规范系统的无菌培训。可通过理论教育、实际操作来强化受训人员无菌操作意识，组织无菌操作规范的护理人员重点培训配液人员无菌操作步骤。

（6）核对成品输液：配液中心应当总结出成品输液核对的过程中可能会出现的问题，以供受训人员了解学习。同时，配液中心可以根据实际情况留一些以前发现问题的成品输液，组织受训人员对这些成品输液进行核对，通过抽象与形象相结合，更好地锻炼受训人员的观察能力。

（7）使用相关医疗设备：了解生物安全柜、水平层流台等配液用相关医疗设备的工作原理，掌握这些设备的使用、维护说明以及实际操作等。

3.目标　配液中心专科理论、基本技能操作合格率达99%。

4.考核　每个月进行专科理论的培训与考核，由专人负责。每个月进行一次护理人员的专科技能考核，由科室统一安排。

（二）各级护理人员培训计划

1.第1年新护士的培训

（1）培训目标：①充分了解医院及PIVAS规章制度，了解患者及医护人员的用药需求,熟悉各机器设备和各岗位职责；②强化"三基三严"训练，有计划、有步骤地开展药品知识、无菌操作技术、药物配制的培训；③掌握核心制度，各班职责，熟练掌握专科操作技术；④了解专科护理理论与技能。

（2）培训方法：安排科室内各区域轮转。护士长要经常组织召开新护士座谈会，了解其工作情况及有何困难，并对其工作进行评议，以求不断克服缺点，尽快成长。①新入院护士进入工作岗位前，必须接受护理部组织的"岗前培训"和服务规范训练。各科室由护士长做好环境、规章制度与各类工作职责的培训。②护士长应结合每个护士制订出具体培训计划。③须加强药品安全教育，以保障临床用药安全。④参加所在科室及护理部组织的各项业务学习。⑤新参加工作的护士应不断加强自身素质修养（包括思想素质、业务素质和身体素质）。工作时，要仪表端庄、态度和蔼、工作认真、遵守劳动纪律、服从工作安排，尊敬教学老师、勤奋好学、搞好团结。⑥ 3 个月须胜任本岗位的工作。

2. 工作后 1 ～ 3 年护士和助理护士的培训

(1) 培训目标：①具有熟练的基础技能；②掌握护理基础理论及护理专业知识；③掌握药品的配制方法与配伍禁忌；④掌握各专科护理常规及护理技术；⑤能规范化书写科室交班文书。

(2) 培训方法：①护士长根据结合临床保障工作，有计划地安排人员的学习；②书写科室交接班的记录，不定期由护士长检查审核；③组织考试：护士每月份按护理部的部署，组织基础护理操作考试、专科理论知识与技能考试、护理学基础知识等；④出组由轮转区域进行小组理论及操作技术的考核，并就其服务态度和工作表现作出鉴定。

3. 工作 3 ～ 5 年护士的培训

(1) 培训目标：①熟练掌握专科理论知识及专科操作技能；②针对 PIVAS 突发事件有应急处理能力；③达到护师任职条件者能有效指导护生的临床实习。

(2) 培训方法：①科内根据个人特长，结合工作需要，分组进行护理工作；②科室应有计划、有步骤地安排业务学习、小讲课及组间轮转；③参加医院组织的各项教育培训。

4. 对护师的培训

(1) 培训目标：①具有较坚实的药品配制方面的专科理论知识及熟练的专科操作技能；②掌握本专业新知识、新技术，能运用专科理论、技术及时地保障临床的成品输液工作；③具有一定的护理管理及教学的能力，达到主管护师水平；④每人每年撰写护理论文 2 ～ 3 篇。

(2) 培训方法：多以科内培训为主。①多安排特殊的临床保障工作，不断总结保障供应工作的经验；②担任护生及进修护士的带教工作；③参加护理科研课题设计。

5. 对主管护师的培训

(1) 培训目标：①具有坚实的基础医学理论并精通专科护理技术；②能解决本科静脉配液工作上的疑难问题，指导特殊药品安全用药的原则，不断更新知识，能在管理、教学、科研中发挥骨干作用；③具有课堂教学、临床带教能力，能组织本科各工作区域的护理查房及参加全院性感染相关科室的查房工作；④具有科研能力，能写出一定水平的论文；⑤逐步达到副主任护师的任职条件。

（2）培训方法：①护理部组织、聘请院内外专家讲授新业务、新技术及各科新进展，并有计划地安排讲授各科常见病预防、治疗、康复、护理等知识；②有计划地选送到院外短期学习；③每年写出 2～3 篇护理经验总结性文章，主持护理科研课题设计。

6. 实习生培训计划

（1）培训目标：①了解配液中心的一般规章制度及无菌技术要求；②了解各种设备（药用振荡器、生物安全柜、水平层流台）的使用原理及操作方法；③熟悉配液中心各岗位的工作流程；④了解配液中心相关职业防护知识。

（2）培训方法：①具有带教实习生资质的护师及以上人员带教；②护士长负责对带教实习生在带教工作过程中的指导监督；③带教老师及时解决实习生在实习过程中的疑问；④定期进行理论培训及操作示教。

7. 进修生培训计划

（1）培训目标：①进修生在配液中心进修期间要求达到能独立完成配液中心各项常规工作；②熟悉配液中心各项规章制度，新业务、新技术。

（2）培训方法：①具有带教进修生资质的配液中心主管护师及以上人员进行带教；②配液中心护士长负责对进修生带教工作进行指导监督；③配液中心教学组长、各专科组长、带教教员负责对进修生进修期间进行带教、培训，解决进修生在进修过程中的疑问；④定期进行理论培训及专科新技术带教；⑤完成各组轮转的出科考核。

8. 兼职护理人员培训计划

（1）培训目标：①了解配液中心的一般规章制度及无菌技术要求；②熟悉配液中心各岗位的工作流程；③了解配液中心相关职业防护知识。

（2）培训方法：①具有带教资质的护士及以上人员带教；②护士长负责对兼职护理人员在培训、工作过程中的指导监督；③配液中心应有计划、有步骤地安排业务知识学习；④带教老师及时解决兼职护理护理人员在配制工作过程中的疑问。

（三）轮转学习及继续教育

1. 新定科护士在各岗位轮转 3 个月；行政小组轮转 6 个月；护师在调整晋级主管护师之前进行监护室 4 个月的轮转学习，主管护师根据科室情况进行岗位轮转。

2. 全体护士参加科内、院内组织的业务学习讲座，以及国内外各种学术交流会，鼓励在职人员参加学分教育。

三、岗位管理

（一）配液中心贴签摆药工作管理

1. 摆药、贴签是指药师根据已审核通过的用药医嘱标签，严格按照标签所示内容调剂摆放药品，然后去除药品外包装，清洁、消毒药品外表面，并将标签贴于输液袋空白处的过程。

2. 摆药前患者用药医嘱必须经过审核药师的审核确认并签名，否则护士不得进行摆药贴签。

3. 将医嘱中特殊用法用量在标签中做出显著标示。

（二）配液中心配液岗位管理

1. 护理人员进入洁净调配间之前应当按规定进行洗手、穿洁净服和戴口罩等步骤，配液过程中应当严格执行无菌操作规程及有关规章制度。加药前须核对调剂药品与标签是否一致、抗生素批号是否一致、药品的理化性质是否发生变化、同组药品之间有无配伍禁忌等，发现问题及时上报配液负责人。

2. 配液完成后应当在标签上签字确认，并将输液成品、剩余的安瓿和西林瓶按规定位置摆放，以便成品核对人员进行核查。

3. 调配间、配液操作台应当随时保持洁净和整齐，定期对调配间进行清洁、消毒工作并进行细菌监测。

4. 配液人员在配液过程中严禁随意离岗或做与配液工作无关的事情。

（三）配液中心巡回岗位管理

1. 检查配制间参数，包括温度、湿度、压力并记录。

2. 提前 30 分钟开启照明灯及层流台操作系统。

3. 接收由药师通过传递窗传入配制间的待配液体，并按科室摆放。

4. 负责将各操作台调配好的液体按科室通过传递窗传出。

5. 协助并监督工勤人员打扫配制间及第一更衣室、第二更衣室的卫生。

6. 接收当日批次药品。

7. 负责清场，打开紫外线灯消毒 30 分钟。

（四）配液中心成品输液核对岗位管理

1. 按照医嘱标签内容严格对输液进行核对，核对内容包括配液护士是否签字确认、药品名称、理化性质有无异常、成品中有无异物、有无渗漏破损。

2. 核对剩余的安瓿和西林瓶名称及剩余量是否与医嘱标签所示一致、抗生素批号是否一致。

3. 负责关闭配制间内的紫外线灯。

第五节　设备管理制度

1. 设备专人管理，严格使用登记。认真检查保养，保养仪器设备处于良好状态，随时开机使用。

2. 新进仪器设备在使用前要组织科室专业人员进行培训，了解仪器的构造、性能、工作原理和使用维护方法后，方可独立使用。凡初次操作者，必须在熟悉该仪器的人员指导下进行。

3. 仪器使用人员要严格按照操作规程进行操作，使用仪器前，应判明其技术状态确实良好，使用完毕，应将所有开关、手柄放在规定位置。

4. 不得随意挪动仪器，操作过程中操作人员不得擅自离开，发现仪器运转异常时，应立即查找原因，及时排除故障，及时汇报，必要时应请相关部门维修，严禁带故障、超负荷使用和运转。

5. 仪器设备（包括主机、附件、说明书）一定保持完整无缺，即使破损失灵部件，未经相关部门同意亦不得任意丢弃。

6. 管理人员要经常检查仪器状态，若发现仪器损坏或发生意外故障，应立即查明原因和责任，如违章操作所致，要立即报告相关部门，视情节轻重进行赔偿或进一步追究责任。

7. 配制间内应保持整齐、清洁，要经常注意门、窗、水、电关闭，下班前仔细检查，以确保安全。

第三部分　配液中心管理

第一节　医疗废物的管理

一、分　类

在医疗、预防、保健、科研、教学及其他相关活动中产生的具有直接或间接传染性、毒性及其他危害性的废物具体分为如下几类。

1. **一次性塑料和橡胶用品**　包括一次性使用的注射器、输液器、扩阴器、输液管、引流管、血袋、胃管、鼻饲管、吸氧管、吸痰管、肛管、试管、尿杯、手套、指套及其他体外循环血液透析用品等。

2. **一次性纸用品**　包括一次性使用的标本盒、口杯、纸巾、尿布、检查垫、尸体单、妇科用品、一次性使用的口腔治疗盘等。

3. **化验室废物**　包括培养基、溶剂、酸碱、药液、检验样本等化验室废物。

4. **手术污物**　包括各种手术中产生的人体肢体及组织残物、脓性分泌物、污血、沾污床垫和布单等。

5. **废弃的实验动物和人体病理标本**　在医学研究与实验过程中产生的实验动物尸体和器官及病理科产生的废弃人体病理标本。

6. **敷料**　在门诊、病房、实验室、化验室产生的废棉签、绷带、纱布、垫料等。

7. **过期药品**　药库和药房过期或失效的西药片剂、针剂、粉剂、油膏等。

8. **不可燃废物**　包括玻璃、金属、搪瓷制品等。

9. **其他**　污水及污泥。

二、分 类 收 集

1. 医疗废物产生的地点应当有医疗废物分类收集方法示意图或者文字说明。

2. 根据医疗废物的类别，将医疗废物分置于符合《医疗废物专用包装物、容器的标准和警示标本的规定》的包装物或者容器内。

3. 盛装医疗废物前,应当对医疗废物包装物或者容器进行认真检查,确保无破损、渗漏和其他缺陷。盛装的医疗废物达到包装物或者容器的 3/4 时，使用紧实、严密的封口方式进行封口。

4. 感染性废物、病理性废物、损伤性废物、药物性废物及化学性废物不能混合收集。少量的药物性废物可以混入感染性废物，但应当在标签上注明。

5. 医疗废物中病原体的培养基、标本和菌种、毒种保存液高危险性废物，应当现行压力蒸汽灭菌或化学消毒处理，然后按感染性废物收集处理。

6. 隔离的传染病患者或者疑似传染病患者产生的具有传染性的排泄物，由传染科的工作人员进行严格消毒，达到国家规定的排放标准后方可排入污水处理系统。

7. 隔离的传染病患者或者疑似的传染病患者产生的医疗废物应当用双层包装物包装，并及时密封。

8. 已放入包装物或者容器内的感染性废物、病理性废物、损伤性废物不得取出。

9. 药物性废物由药剂科统一回收，集中处理。

三、运送与交接

1. 运送人员每天从医疗废物产生地点将分类包装的医疗废物按照规定时间和路线运送至指定的暂时储存地点。

2. 运送医疗废物需使用防渗漏、防遗撒、无锐利边角、易于装卸和清洁的专用运送工具；每天运送工作结束后，需及时对运送工具进行清洁和消毒。

3. 禁止本院工作人员转让、买卖医疗废物，不得在非收集、非暂时储存地点倾倒、堆放医疗废物，禁止将医疗废物混入生活垃圾和其他废物中。

4. 对从事医疗废物收集、运送、储存和处置的工作人员需配备必要的防护用品。

5. 医疗废物产生地医护人员和运送人员共同清点废弃物种类、数量，由运送人员统一记录，包括日期在内的相关内容，交接人员分别签字。

四、暂存与登记

1. 医疗废物暂存地应由专人负责，不得露天存放，医疗废物暂时贮存时间不得超过 2 天。

2. 暂存地点远离医疗、食品加工、人员活动区，防鼠、防蚊蝇、防蟑螂、防渗漏，易于清洁和消毒。

3. 暂存地点设有明显的医疗废物警示标示和"禁止吸烟、饮食"的警示标示。

4. 产生和运送医疗废物的部门,对医疗废物的来源、种类、重量或数量、交接时间、最终去向以及经办人签名进行登记。登记资料至少保存 3 年。

五、细胞毒性药物废弃物的处理

细胞毒性药物的调配废弃物因可能残存细胞毒药物的液滴等，也具有一定的潜在污染性，配液中心工作人员应采用正确科学的措施按一定的处理流程和规范进行安全处理，不仅有利于对周围环境的保护，也是自我职业防护的重要环节之一，不容忽视。

1. 配液中心应准备有明确标示的密闭装置的专用仪器，以方便、安全地丢弃细胞毒性药物调配废弃物。调配细胞毒性药物过程中产生的医疗废弃物，应放置在防渗透的专用垃圾袋中弃之于带盖、防渗的专用密闭容器进行封闭处理，不得随意长时间地暴露于空气中。

2. 调配结束后，针头和针筒应完整丢弃，不得折断、套回针头或压碎针筒，以避免意外针刺伤和尽量减少潜在的意外暴露。

3. 护士对调配好的细胞毒药物进行成品复核后，应将空安瓿、空西林瓶等废弃物丢弃于专用密闭容器中并密封。

4. 收集废弃物的容器或医疗垃圾袋的颜色应不同于常规容器或垃圾袋的颜色，并有明确标识，专用于细胞毒药物废弃物的丢弃。

5. 处理细胞毒药物废弃物的人员应戴橡胶手套和防护服，废弃物容器和垃圾袋应特别密封，注明细胞毒废弃物标识，相应容器不得盛装其他类型废弃物。细胞毒废弃物应与其他医疗废弃物分开存放，置于安全处，根据医院统一规定进行无害化处理。

第二节　突发应急事件管理

一、公共应急预案

（一）停水应急预案

1. 应急预案

（1）接到停水通知，与相关科室沟通。

（2）发现停水后，立即报告护士长，联系相关部门，查询停水原因，及时检修。

2. 应急程序　见图 3-2-1。

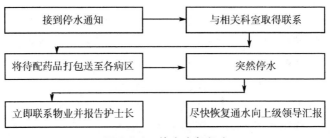

图 3-2-1　停水应急程序

（二）停电应急预案

1. 应急预案

（1）应常备有应急灯、手电等照明用品，值班人员每日做好各设备的安全检查，发现异常，及时通知检修。

（2）接到停电通知，启动应急预案，并通知相关科室。

2. 应急程序　见图 3-2-2。

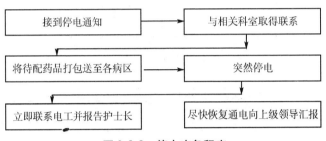

图 3-2-2　停电应急程序

（三）火灾应急预案

1. 应急预案

（1）发现火情后立即呼叫周围人员，同时报告保卫处及上级领导。

（2）根据火势，使用现有的灭火器材和组织人员积极扑救。

（3）发现火情无法扑救，马上拨打"119"报警，并告知准确方位。

（4）关好邻近房间的门窗，以减慢火势扩散速度。

（5）尽可能切断电源，撤出易燃易爆物品和抢救贵重仪器设备及重要科技资料。

（6）组织人员撤离时，不要乘坐电梯，可走安全通道。用湿毛巾捂住口鼻，尽可能以最低的姿势或匍匐快速前进。

2. 应急程序　见图 3-2-3。

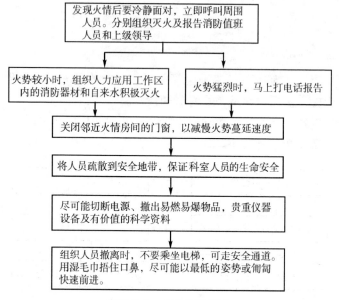

图 3-2-3　火灾应急程序

（四）地震应急预案

1. 发生地震时在岗工作人员应当镇定，千万不要惊慌。若停电，应立即打开应急灯，可将人员从楼梯疏散到广场、空地。

2. 来不及转移时，应当躲藏到有支撑的地方，做好自我保护，保护头颈、眼睛，捂住口鼻。

3. 地震发生后，要减少各种活动，保持好体力，坚定信心，耐心等待救援。

4. 地震刚结束时，先不要急于呼喊，要充分节约体力，等待救援。

（五）消防紧急疏散应急预案

1. 当发生火情时，迅速通知所有在岗人员进入应急状态。

2. 科主任、护士长组织火灾现场指挥、抢救，视情况报告行政总值班或直接拨打地方火警电话（119）。

3. 火情不严重时，立即使用灭火器扑灭。

4. 火情严重时，立即打开消防通道，组织人员疏散，防止秩序混乱。

5.所有人员立即使用湿毛巾、湿口罩或湿纱布掩口鼻、低姿势前进，防止窒息。

6.在保证人员安全撤离的条件下，应尽快转运易燃易爆物品，关闭氧气开关，抢救贵重物品、科室资料、设备。

7.撤离时，切勿乘电梯，防止因断电被困。

8.安抚人员，并做好记录，处理善后工作。

9.应急程序：如图3-2-4。

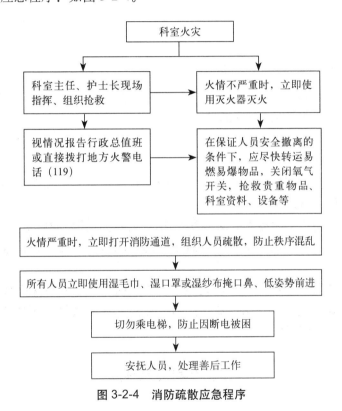

图 3-2-4 消防疏散应急程序

（六）职业暴露应急预案

1.医护人员在进行医疗操作时，应特别注意防止锐器划伤刺破。

2.如完整皮肤污染，用肥皂液和流动水清洗后消毒，不需要暴露后预防。

3. 如发生皮肤黏膜损伤，用肥皂液和流动水清洗，用 0.5% 碘伏冲洗或涂抹消毒，判断暴露源性质后进一步处理。

4. 如发生皮肤刺伤，在伤口旁端轻轻挤压，尽可能挤出损伤处的血液，用肥皂液和流动水清洗，禁止进行伤口的局部挤压。冲洗后，用 75% 乙醇或者 0.5% 碘伏消毒，并包扎伤口，被暴露的黏膜应反复生理盐水冲洗干净。

5. 填写职业暴露个案登记表，上报医院感染管理科、上级疾病控制部门。

（七）高温天气应急预案

1. 根据夏季及异常高温天气特点，以保护在岗人员健康为前提，合理安排工作计划及工作时间。

2. 密切观察控制区温湿度记录仪，并做好登记。发现异常启动高温应急预案。

3. 完善控制区空调、通风设备的检查维护工作，确保在岗人员良好的工作环境。

4. 密切观察阴凉库的温湿度变化，确保储存药品的质量。

5. 配制好的成品输液，及时下送到临床科室，并告知临床护士尽快输注。

6. 当发现工作人员出现先兆中暑表现时，应将其迅速撤离引起中暑的高温环境，选择阴凉通风的地方休息，并多饮用一些含盐分的清凉饮料，暂停工作。

二、专科应急预案

（一）配制错误处置应急预案

1. 常见配制错误原因

（1）使用剂量配制错误。

（2）因排药错误（批次错误、药品错误）而导致的配制错误。

（3）由于振荡器助溶而导致的两组药互相配制错误。

（4）TPN 配制中的错误。

（5）配制过程中发现西林瓶、大液体瓶、安瓿有裂缝、液体袋有漏液而导致的失误。

2. 处置措施

（1）发生以上错误立即停止配制，告知当班负责人，将此组药重新排药、核对、配制，并将相关药品进行登记。

（2）配制工作完毕后要针对该错误进行分析，查找原因，组织大家学习，防止类似错误再次发生。

3. 配液差错事故后处置流程　当配液中心工作人员接到临床护士反馈某差错，如贴错标签、错配药物、药品有质量问题或药品送错科室等并且患者已经用药时，应记下发生差错的详细信息，如用药患者所在科室、床号、姓名、ID、体征和差错原因等，应立即汇报领导，听从领导具体安排及时处理。同时派专人去临床查看确认差错。在与临床护士、患者及家属交谈时应注意方式方法，处理差错时要严格按照法律程序。

发生重大差错或事故时，各相关责任人应暂停工作，积极配合领导调查，处理问题。为保证问题及时、有效地得到解决，各工作人员在差错处理时应注意以下几点。

（1）各责任人必须如实反映差错发生情况，交代清楚工作过程的每一个细节，以便差错的排查。

（2）在查清差错发生的原因之前，不可妄下论断，具体事件具体听从领导安排。

（3）差错调查过程中，工作人员不可存有私心、侥幸心理或任何不端正的想法，拖延问题处理时机，而导致差错影响进一步扩大。

（4）重大事件应急处理人员必须具有扎实的专业知识与丰富实际技能经验，并且与该事故没有任何关联。

（5）应有专人负责重大事件的登记，经科室同意认可后放于文件柜中，保留 3 年。

（二）差错处置应急预案

1. 差错的防范措施

（1）排药差错的防范措施：排药流程的优化和药品规范管理直接关系到排药环节，是配液中心质量控制的重点。排药时配液中心的护理人员与药师协作共同完成各病区的排药工作。排药环节包括准备药品总量、贴标签、分批次摆药，明确各个环节的岗位职责，严禁两个连续的环节由同一人操作，各环节操作人员必须在备份医嘱单的指定位置签字确认。要求护理人员在排药过程中专心排药，不做与工作无关之事，相互提醒，彼此督促，严禁在排药时聊天、打电话。改进电脑程序，调整病区标签的打印顺序，按药品品规系统自动排序，相同病区统一打印，减轻排药工作压力。

（2）配制差错的防范措施

①细节上的关注：严格遵行药品配制质量管理规范，优化药品配制工作，对于不整支或非整（袋、瓶）药品，将药品或输液标签的用量处用"▲"进行标识，提醒要注意配制浓度及配制安全问题。配制时，要求每组药品配制完成后，配制人员立即签名。配制全静脉营养液时，严格按照加药顺序进行混合调配，以确保 TPN 质量的稳定、安全性。

②避免交叉调配：实行一袋一筐制，即一个摆药筐中只能有一组输液。在配制过程中，台面上只能放一组药品，配制完成后签字并随即取走，再进行下一组药品的配制，避免两组药品同时在台面上配制发生差错。

（3）成品复核差错的防范措施：严格将查对制度始终贯穿在每一个工作环节中，树立每一次核对均为首次查对的意识，每一个环节都有签名，谁签名谁负责，由下一个环节对上一个环节的错误负全责。复核必须做到：对所配药品名称、溶媒容积、规格、数量等逐项复查，查有无漏配、错配，以及药物有效期、配伍禁忌、有无浑浊、变质、结晶、药袋有无破损、瓶口有无松动，所配空安瓿与输液标签的一致性等复核完毕后，确认无误并签名。

（4）重视岗位培训：配液人员专业知识的匮乏、业务素质不够是配液中心出现差错的重要原因之一。应该加强各岗位的专业培训，如针对低年资配液人员对药理知识及药物的配伍禁忌掌握不足、经验不足等问题，定期开展岗位专业知识及技能的培训，药理知识的理论学习，熟练掌握常用药物的基本知识及使用情况等。

（5）加强医德教育：要本着"以患者为中心"的职业态度，配制时应该严格按照操作规程。工作时思想要集中，在配制间内不能相互谈话，操作时不能盲目求速度，应在保证质量的前提下提高配液速度，建立相应的监督、奖惩机制，增强配制人员的岗位责任，通过管理提高对差错事故的敏感性。

（6）增强药、护人员的合作，建立舒适的人文环境：在工作中，药学、护理人员相互尊重，相互交流和沟通，避免将不良情绪带到工作中，取长补短，共同进步。配液中心工作量大、节奏快、精神压力大，要合理安排作息，不带情绪和疲劳上岗，多参加业余活动，达到身心劳逸结合，也是防范差错的一个重要环节。

（7）质量监控：每天由各组的质量监控员负责液体配制质量监控，做好本组全面质量管理工作，负责科室质控自查，确保用药安全、有效，为各组质量考核评价提供依据和资料，并及时发现问题、及时指正、及时总结，做到防患于未然。

2. 差错处置预案　静脉输液治疗是侵入性操作且药物直接进入患者的循环系统，任何环节处理不当，都可能给患者造成创伤或并发症，酿成严重后果，危及患者生命。保障患者安全用药，加强配液中心静脉药物配制质量监控，杜绝各种差错发生则尤为重要。同样，建立、健全一套组织有序、措施有力的重大事件处理预案，当重大差错事故发生后，能及时有效地控制事故、解决差错，降低差错的恶性影响，仍是配液中心的核心任务之一。

（1）配液中心发现差错

①发生药品质量问题：配制过程中如发现药品质量问题，如药品变色、有异物、内包装或外包装有问题时，立即汇报组长及药房相关人员，将同一批号的同一药品全部挑出，交由相关药师处理，暂停使用并及时交接班，通知相关工作人员。

②发生药品混淆摆错：工作过程中如发现药品混淆摆错，应立即

汇报组长和领导，通知各岗位工作人员，以提高警惕；如该差错在核对过程中发现，应立即暂停工作，通知相关人员，严密排查所有环节的药品。

③发生配制错误：如该差错在配制过程中发现，应立即排查已配制和未配制的药品。对于已配制的药品全部挑出，重新配制，如该药品已送至临床，请示领导后由经验丰富的工作人员去临床追回。与此同时，仔细查对药盒，看是否仍有药品混淆的现象；然后，询问相关工作人员，找出差错原因及责任人，及时交接班，全科通报。

（2）临床科室反馈配制成品发生差错

①当临床护士反馈某差错如差错药品或药品进错科室被及时发现时，配液中心相关人员接到反馈后，应立即汇报组长及领导，指定人员去临床察看，将差错药品或液体带回，重新配制，再送至临床。

②当临床护士反馈某差错如差错药品或药品有质量问题并且患者已经用药时，配液中心相关人员接到反馈时，应问清楚差错的具体信息如患者床号、姓名、差错类别或其他信息，立即汇报组长及领导，听候领导具体安排。派专人去临床察看，与临床治疗护士交谈时注意方式方法，严格按照法律程序处理问题。

（3）注意事项

①发生该类型重大差错时，各相关责任人暂停工作，积极配合领导调查、处理问题。为保证问题及时、有效得到解决，责任人必须如实反映情况，交代清楚工作过程的每一个细节，不可妄下论断，不可存有私心或任何不端正的想法，拖延问题处理时机，导致问题进一步恶化。

②重大事件应急处理人员素质。专业知识与实践技能经验均很丰富，并且与该事故无任何关联的工作人员，具体听从领导安排；重大事件登记由专人负责。

（三）泛水应急预案

1.应急预案

（1）加强安全意识，随时注意关水。

（2）各班人员每日检查水、电、气管道。

（3）一旦发现泛水，马上关闭总水闸门，并与有关部门取得联系。

（4）及时寻找原因，尽快疏通下水道出口或进行必要的维修。

（5）组织人员在最短的时间内转移物资，使损失减少到最低程度，无菌物品一旦浸湿应视为污染。

（6）泛水后的配制间需做清洁、消毒并经感染监测科检测合格后方可使用。

2. 应急程序　见图 3-2-5。

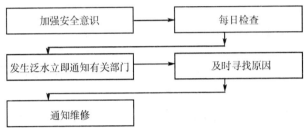

图 3-2-5　泛水应急程序

（四）药用振荡器故障处理预案

1. 查找故障原因，尽快找到原因解决问题。

2. 如为液体浸入到振荡台下面，造成电路故障时，立即关闭电源，给予重新更换振荡器。

3. 如为振荡器故障，立即通知专业维修人员。

4. 做好相关事件记录。

（五）水平层流台故障处理预案

1. 查找水平层流台故障原因，插座是否插好，尽快找到原因解决问题。

2. 查看灯管是否损坏，转换开关是否在接通位置。

3. 如为液体物质溅入高效过滤网内，停止使用，立即通知厂家进行更换。

4. 做好相关事件记录。

（六）生物安全柜故障处理预案

1. 查找生物安全柜故障原因，插座是否插好，尽快找到原因解决问题。

2. 查看灯管是否损坏，转换开关是否在接通位置。

3. 如生物安全柜前窗故障，立即停止使用，并通知厂家进行维修。

4. 做好相关事件记录。

（七）漏液应急预案

1. 漏液未出科室时

（1）配制前，如发现液体破损，立即报告当班药师，及时给予更换。

（2）液体配制后发现漏液，立即报告药师，及时更换液体、药品及标签，重新消毒配制。

（3）若普通药品发生漏液后，将漏液传出配制间按医疗废弃物处理。

（4）若抗生素及细胞毒性药物发生漏液，立即用医疗废弃物包装袋（黄色垃圾袋）包裹后封口并标识。传出配制间按细胞毒性废弃物处理。

（5）处理结束后及时分析查找原因及责任人，做好记录。

2. 漏液已出科室时

（1）接到临床科室漏液电话后立即上报科室领导。

（2）取回漏液，查明漏液原因。

（3）若漏液为抗生素或细胞毒药物应先用医疗废弃物包装袋（黄色垃圾袋）包裹后带回科室，并登记。

（4）将漏液重新配制好后二人核对及时送达科室。

（5）每月质量分析会时，查找原因制订整改措施并实施。

3. 应急程序　如图 3-2-6。

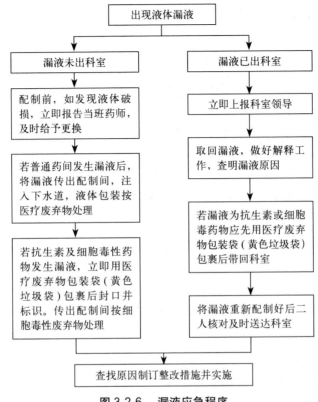

图 3-2-6　漏液应急程序

（八）液体出现胶塞应急预案

1. 严格遵守无菌操作技术，严格按照操作规程进行配制，尽量减少胶塞穿刺次数，尽量选择侧孔针头进行配制，防止胶塞进入液体。

2. 配制液体时若发现胶塞存于注射器内，应避开胶塞缓慢将药液注入液体内，更换注射器。

3. 若配制完毕的液体内有胶塞，应轻轻拍打和晃动液体袋，尽量使胶塞存于液体瓶口处，轻轻插入注射器回抽，更换注射器。

4. 若无法抽出胶塞，及时联系药师，经双人核对后，重新进行摆药配制。

5. 配制结束后组织相关人员分析查找原因，制订防范措施并记录。

6. 应急程序：如图 3-2-7。

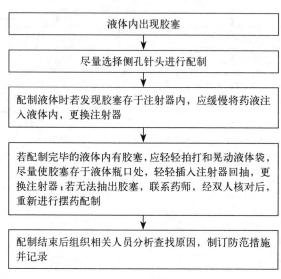

图 3-2-7　胶塞应急程序

（九）药物破损应急预案

1. 上药过程中出现药品破损时，应及时清理碎片，放入指定位置的医疗垃圾桶内。抗生素及细胞毒药物破损时按细胞毒药物溢出处理程序处理，登记药品破损登记表。

2. 摆药过程中出现药品破损时，应及时清理碎片，放入指定位置的医疗垃圾桶内。抗生素及细胞毒药物破损时按细胞毒药物溢出处理程序处理，登记药品破损登记表。

3. 配制液体时出现药品破损，应通知药师，更换药品二人核对后重新配制。破碎药品用医疗垃圾袋包裹后标识传出配制间，登记。

4. 登记药品破损登记表人员须将药物破损的日期、药品名称、药品规格、厂家、药品破损的数量、破损原因及登记人的姓名记录齐全。

5. 由专人负责每月统计并上报。

6. 应急程序：如图 3-2-8。

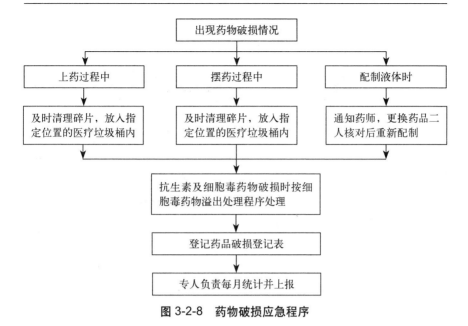

图 3-2-8 药物破损应急程序

（十）信息系统故障应急预案

1. 在工作过程中发生电脑系统故障时，立即查找原因，应尝试自行修复。

2. 当不能自行解决时，立即报告本科室领导（主任、护士长）。

3. 立即向信息中心反映，拨打值班室电话。

4. 协助信息中心工作人员查找出现故障的原因，尽早排除故障，恢复电脑系统。

5. 故障时间超过30分钟，联系临床科室，说明情况，以免耽误临床正常工作。

6. 排除故障系统后，汇报科室领导。

7. 再次联系科室，做好解释工作。

8. 应急程序：如图3-2-9。

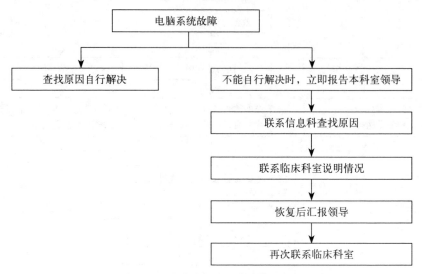

图 3-2-9　信息系统瘫痪应急程序

（十一）空调净化系统故障的应急预案

1. 发现净化系统故障后，应立即汇报科室领导，查找原因，如能自行解决立即采取措施。

2. 不能自行解决时，当班人员或者护士长立即通知维修班及时检查维修。

3. 因故障无法进行配制工作，不能保证临床科室用药，应尽快与临床科室沟通，按病区分别打包下送药物。

4. 各项工作统一安排后，任何人不得擅自做主，防止各类差错事故的发生。

5. 尽快查明故障原因，组织维修，做好登记。

6. 应急程序：如图 3-2-10。

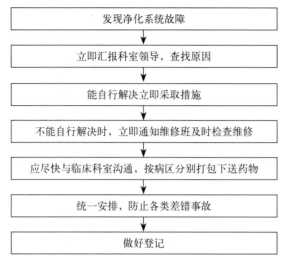

图 3-2-10　净化系统故障应急程序

（十二）专梯系统故障应急预案

1. 专梯发生故障不能正常使用时，立即启动人力资源应急预案。

2. 设置电梯故障标志，电话通知专业电梯维修人员。

3. 如果下送药品在电梯中，应拨打电梯内的急救电话，通知维修人员到位。

4. 通知科室在岗人员，及时与保障科室联系告知电梯故障。

5. 如被困人员发生晕厥、神志不清，应通知医务人员到场，以便救出后进行抢救。

6. 故障电梯打开后，应由下送人员第一时间把成品输液送到科室。

（十三）输液反应事件应急预案

输液反应系指因输液而引起的或与输液相关的不良反应的总称。最常见的输液反应：相关药物的不良反应、热原反应、过敏反应，药物被微生物污染而造成的全身感染等。

1. 临床药学室定期对临床上报的所有输液反应进行收集、整理、分析和上报工作，分析的输液反应涉及的药物、反应类型、临床表现、用法用量、涉及药物批号、滴注速度、患者疾病状况、发生输液反应相应的病区等信息。分析输液反应发生与这些因素之间的相关性，若存在明显相关性应及时汇报科主任及护士长，并在院内网进行预警。

2.一旦出现突发输液反应事件，应及时上报科室主任及护士长，填写不良反应事件报告，及时分析病例具体情况，并初步出具输液反应事件处理意见。科室主任应及时组织相关专家进行会诊、分析具体输液反应事件，若属实，则应及时停用该批次药品或大输液，并及时通知市药品不良反应监测中心和药品具体生产厂商。将突发普通输液反应事件的具体总结报告在院内网公布，提高医务人员对药品不良反应监测工作重要性的进一步认识。

3.对出现突发严重输液反应事件相关患者应及时予以治疗，采取相应措施，在医疗条件不够情况下应及时请上级医院医生会诊或及时转至上级医院进行救治。

4.应急领导小组在突发输液不良事件后应组织撰写调查报告，并进行总结评估，提出改进建议，总结报告报市卫生局、市药品不良反应监测中心。

（十四）冰箱故障应急预案

1.配备冰箱温湿度计定时观察冰箱温度，配备第三方冷链监测仪连接到手机上，有故障随时发现。

2.配备足够使用的冷藏药品存放冰箱，当某台冰箱发生故障时，可以立即使用另外一台。

3.冰箱供电采用双电源，当其中一路发生故障时立即转换双路备用电源。

4.短时间不能供电时，可放入适量的冰块保持有效的温度。

5.故障处理结束后，对事件的起因进行调查分析，并做好相应记录，采取有效措施防范类似事件的发生。

（十五）危害药品破损、溢出应急预案

1.正确评估暴露溢出的量和溢出物环境中的工作人员皮肤或衣服

直接接触到药物，必须立即用肥皂水和清水清洗被污染的皮肤，向科室主任和护士长报告，启用化疗药溢出箱。

2. 穿戴好个人防护用品，包括：里层的 PE 手套、鞋套、外层无菌手套、护目镜，如果是会产生气雾或气化的细胞毒药物溢出，必须佩戴呼吸器。

3. 用湿垫子或毛巾将溢出的药物清除，所有的被污染的物品放入化疗药溢出箱中备用的细胞毒废物垃圾袋内。

4. 被污染的地方必须先用清水冲洗，再用清洁剂清洗 3 遍，清洗范围应由小到大进行，清洁剂必须用清水冲洗干净，且清洁药物的物品必须放置在一次性密封的细胞毒废物黄色垃圾袋内。

5. 细胞毒药物污染物的黄色垃圾袋封口，放入另一个放置细胞毒废物的黄色垃圾袋中，所有参加清除溢出物的在岗人员的个人防护器材丢弃在外面的黄色医疗垃圾袋内，外面的医疗垃圾袋封口并放置于细胞毒废物专用一次性防刺容器内，做好细胞毒性废物标识。

6. 记录以下信息：①药物名称，大概的溢出量；②溢出如何发生；③处理溢出物的过程；④暴露于溢出环境中的在岗人员及其他人员；⑤通知相关人员注意药物溢出。

（十六）新冠状病毒感染疫情防控措施

近年来，全国多个地区发生新型冠状病毒感染的疫情。冠状病毒可引起人和动物呼吸道、消化道和神经系统疾病，出现发热，乏力、干咳等主要症状，严重者迅速进展为急性呼吸窘迫综合征、脓毒症休克和凝血功能障碍等。静脉用药集中调配中心为确保临床患者的用药安全，确保科室环境及工作人员防护安全，现根据卫生部颁发的《静脉用药集中调配质量管理规范》和中国人民解放军总医院《新冠状病毒感染的肺炎防控知识手册》规定，结合静脉用药集中调配中心现状和感控特点，制定以下疫情防控措施：

1. 工作人员

（1）所有工作人员（药师、护士、工勤、保洁），每日上班前和下班后测量体温 2 次，如实上报并记录。如有出现体温异常者，应严格按照医院相关规定进行排查并视情况予以医学干预，采取隔离。

（2）工作人员进入控制区必须更换控制区专用工作服，七步洗手法洗手，缓冲间佩戴一次性帽子、口罩，更换控制区拖鞋，控制区进行免洗手消毒，方可进行工作。

（3）工作人员严格执行手卫生，进入控制区前、无菌操作前后、所有离开控制区后及时用洗手液洗手；穿戴手套前后需六步手消毒，接触药品前后、下送前后应六步手消，并穿戴手套。

（4）外出下送液体时必须更换外出服，外出鞋，戴一次性帽子、口罩，两层手套（PE、一次性检查手套），乘坐专梯。外出归来时更换控制区拖鞋，脱去手套，进行手卫生，方可进入。下送车用物表消毒液擦拭后方可进入控制区。

（5）配制人员由控制区进入洁净区一更更换洁净区专用拖鞋，七步洗手法洗手，进入二更穿洁净服，戴外科口罩（必要时佩戴护目镜），六步法手卫生，戴一次性PE手套，进入配制间，在配制间操作台外区戴无菌手套，开始配制工作。

（6）工作人员休息期间，避免前往人群密集的公共场所，如外出需佩戴口罩，勤洗手、不要随地吐痰，加强自身锻炼。如有不适，及时上报并视情况予以医学干预，采取隔离。

（7）非常时期，禁止非科室人员进入控制区，如有特殊情况需报告院领导，并做好相关记录。

备注：七步洗手法不少于40秒，六步洗手法不少于20秒，医用防护口罩4～6小时更换一次，污染或潮湿随时更换。

2.环境准备

（1）工作人员要养成良好的卫生习惯。做到不洗手不调配，不留指甲、不留胡须及长发。

（2）每日由早班提前30分钟到岗开启空调净化系统并记录。

（3）洁净区遵循先清洁后消毒的原则，清洁时从污染程度低的区域开始，消毒时从无菌要求高的区域开始。

（4）每日用500mg/L含氯消毒液浸泡配制间拖鞋（30分钟后冲洗、晾干）、消毒地面（10分钟后再用清水擦去消毒液）并消毒洗手池，将拖布浸泡消毒30分钟后清洗晾干，备用。

（5）每日用75%乙醇擦拭回风口内外表面，每周六上午关闭起停通风设备，卸下回风口过滤网装于黄色医疗垃圾袋，封口，移至水池处，冲洗，晾干并用 75% 乙醇消毒，装回，记录。

（6）每月用 75% 乙醇对墙壁，顶棚进行清洁消毒并记录。

（7）每日进行紫外线消毒，如有特殊情况（如当日有外来人员进入洁净区），可增加次数，并做好记录。

（8）各区域的卫生用具应专区专放，标识清晰，严禁混用，专人管理，定期检查，及时记录。

（9）医疗废物：做好各医疗废物分类处理，每日清理，专人送到定点位置并记录。

3. 特殊时期工作人员的心理疏导

（1）新型冠状病毒疫情发生后，在一线值班的医务人员面临着巨大的身体和精神压力双重考验，应关注工作人员。

（2）组织工作人员学习《新型冠状病毒肺炎的预防与控制》《新冠状病毒感染的肺炎防控知识手册》。

（3）在岗期间戴口罩，勤洗手，下班途中戴口罩，做好个人防护。

（4）鼓励工作人员多进行体育锻炼，增强体质、增强免疫力。合理安排班次，确保工作人员合理作息，不熬夜，不过劳。休息期间尽量避免到人群密集的地方，保持室内通风良好。

（5）工作人员避免集中就餐，按时段分批就餐。坚持合理饮食，每日摄入高蛋白类食物，多吃蔬菜和水果。注重食品安全，避免吃生、冷、辛辣食品。

第三节　消毒隔离管理

一、感染预防

1. 加强职业危害教育，统一规范和标准，普及"标准预防"的理念，建立科学规范的医疗行为和培养良好的医德医风和工作作风。

2. 建立职业防护管理制度，有监督、有组织、有报告、有措施、有落实。

3. 建立医务人员定期体检制度：包括是否近期患过传染病、既往慢性病史的稳定状态、有无各种免疫接种史、是否有高危职业暴露等。对新入职人员进行体检，建立健康档案。

4. 建立职业暴露报告、反馈制度，建立锐器伤、艾滋病、乙肝、丙肝病毒职业暴露处理预案。

5. 规范安全操作守则，培训医务人员严格执行操作程序，熟练掌握操作技能，提高防护意识。强化标准预防、呼吸道隔离的意识。

6. 提高医务人员手卫生依从率是有效控制和减少医疗感染发生率最快捷、最有效的措施。

7. 提供足够的防护用品和设施，保证硬件的达标。

二、感染监测与控制

配液中心的感染监测与控制是医院感染管理的重要组成部分，是现代疾病防治工作的两大支柱。从广义角度讲，凡是涉及医院感染的环节和因素都应进行监测。配液中心的感染监测是医院感染监测的重要方面，工作质量直接关系到患者的医疗安全，工作人员应高度重视，为临床提供安全的输液成品。配液中心除护士长是质量管理的责任人外，每个楼宇的配液中心还应各设立质量工作管理小组及感控联络护士。配液中心感控联络护士根据医院疾病预防控制科的规划与标准实施感染监测工作，每个月按医院疾病预防控制科的要求，对配液中心进行感染监测并向护士长汇报。

（一）清洁、消毒质量监测

清洁就是通过物理方法消除物体表面的污垢、尘埃和有机物。将被清洁物品上的有机物、无机物和微生物尽可能地降到比较安全的水平。

1. 消毒剂应当定期轮换使用。

2. 对使用中的消毒剂定期进行化学有效浓度的监测。

3. 洁净区和一般辅助工作区的清洁工具必须严格分开，不得混用。

4. 清洁、消毒过程中，不得将常水或消毒液喷淋到高效过滤器上。

5. 清洁、消毒时，应当从上到下、从里向外的程序擦拭，不得留有死角。

6. 用常水清洁时，待水分挥发干后，才能再用消毒剂擦拭，保证清洁、消毒效果。

（二）环境空气、物体表面、工作人员手的监测

1. 空气浮游菌监测　将一枚普通营养琼脂采样基条小心地从保护壳中取出，插入 LWC-1 型空气微生物采样器。将其放置于距离地面 80cm 处，打开电源，每个位置测量 2 分钟，配制间固定的 4 个地点和第一更衣室、第二更衣室各测 1 次。将培养基取出，重新放入保护壳中，包装好后送疾病预防控制科置 37℃ 温箱培养 24 小时，计数并计算含菌量。

2. 空气沉降菌监测　将一枚直径 90mm 的 RODAC 平皿培养基小心地从保护壳中取出。将其放置于距离地面 80cm 处，在空气中暴露 30 分钟。将平皿包装好后送疾病预防控制科置 37℃ 温箱培养 48 小时，计数并计算含菌量。

3. 层流工作台表面微生物监测　将一枚 RODAC 平皿培养基小心地从保护壳中取出，在选择的测试点处将培养基质的一面轻柔地按压工作台面（不可在台面上滑动）。将平皿重新放入保护壳中，包装好后送疾病预防控制科置 37℃ 温箱培养 24 小时，计数并计算含菌量。

4. 配制间地面微生物监测　将一枚 RODAC 平皿培养基小心地从保护壳中取出，在选择的测试点处培养基质的一面轻柔地按压工作台面（不可在台面上滑动）。将平皿重新放入保护壳中，包装好后送疾病感染控制科置 37℃ 温箱培养 48 小时，计数并计算含菌量。

5. 手和皮肤消毒效果监测　手清洁消毒后用浸有盐水棉拭子 1 支在被检者手背横竖往返涂抹各 5 次，并随之转动棉拭子，剪去手接触部分，将棉拭子放入装有 10ml 含相应中和剂的无菌洗脱液的试管中送检。充分振荡试管后，用无菌吸管吸取 1.0ml 待检样品接种于灭菌平皿，每一个样本接种 2 个平皿，将冷至 40 ~ 45℃ 的熔化营琼脂培养基每皿倾注 15 ~ 20ml，边倾注边摇匀，待琼脂凝固，置（36±1）℃ 恒温箱培养 48 小时，计数菌落数。

医院各种场所空气、物体表面和医务人员手细菌总数卫生标准见表 3-3-1。

表 3-3-1 空气、物体表面、手卫生标准

环境类别	场所范围	卫生标准		
		空气 (cfu/cm^3)	物体表面 (cfu/cm^2)	手 (cfu/cm^2)
I 类	层流手术室、病房	≤ 10	≤ 5	≤ 5
II 类	普通手术室、产房、婴儿室、隔离室、烧伤病房、ICU、供应室无菌区和早产儿室、静脉配液中心	≤ 200	≤ 5	≤ 5
III 类	儿科病房、妇产科检查室、注射室、治疗室、急诊室、化验室、普通病房、供应室清洁区	≤ 500	≤ 10	≤ 10
IV 类	传染科和传染病区		≤ 15	≤ 15

三、标准操作流程（SOP）

（一）回风口过滤网清洗消毒操作流程

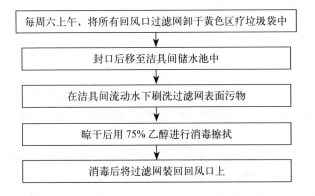

每周六上午，将所有回风口过滤网卸于黄色区疗垃圾袋中

↓

封口后移至洁具间储水池中

↓

在洁具间流动水下刷洗过滤网表面污物

↓

晾干后用 75% 乙醇进行消毒擦拭

↓

消毒后将过滤网装回回风口上

注意事项：

1.每日值班护士用75%乙醇擦拭回风口隔栏内、外表面，顺序为由上到下、由里到外。一个回风口使用一块纱布，使用后丢弃于黄色垃圾桶。

2.每周六上午进行回风口过滤网拆卸清洁消毒工作,关闭通风系统,拆卸回风口。

4.每次清洗及维护后进行登记并签字。

（二）配制间拖鞋清洁消毒操作流程

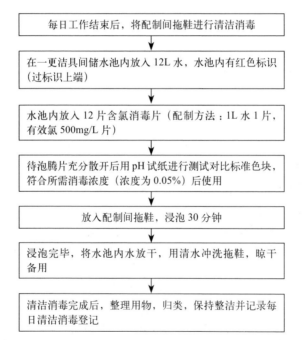

注意事项：

1.在处理过程中操作者须穿工作服、戴手套、帽子、口罩。

2.每日必须按要求清洁消毒，保证效果。

3.消毒液现配现用，需试纸测试，每日消毒后登记，签字。

4.标识位置只作为参考水量，按配制方法配制，以测试为准。

（三）配制间拖布清洁消毒操作流程

```
每日下午拖地完成后，将配制间拖布进行清洁消毒
            ↓
在专用"拖地盆"内放入 6L 水，水池内有红色标识（过标识上端）
            ↓
盆内放入 6 片含氯消毒片（配制方法：1L 水 1 片，有效氯 500mg/L 片）
            ↓
待泡腾片充分分散开后用 pH 试纸进行测试对比标准色块，符合所需消
毒浓度（浓度为 0.05%）后使用
            ↓
放入配制间拖布，浸泡 30 分钟
            ↓
浸泡完毕，用清水清洗拖布，挂于专用"拖地布"上，晾干备用
            ↓
清洁消毒完成后，整理用物，归类，保持整洁并记录每日清洁消毒
登记
```

注意事项：

1. 在处理过程中操作者须穿工作服、戴手套、帽子、口罩。
2. 每日必须按要求清洁消毒，保证效果。
3. 消毒液现配现用，需试纸测试，每日消毒后登记，签字。
4. 标识位置只作为参考水量，按配制方法配制，以测试为准。

（四）控制区排药筐清洁消毒操作流程

```
每批次复核结束后，将控制区排药筐进行清洁消毒
            ↓
在控制区清洗间储水池内用流动水冲洗排药筐，去除药渍，然后浸泡于
消毒水池内，水池内放入 25L 水，内有红色标识（过标识上端）
            ↓
水池内放入 25 片含氯消毒片（配制方法：1L 水 1 片，有效氯 500mg/L 片）
            ↓
```

待泡腾片充分散开后用 pH 试纸进行测试对比标准色块，符合所需消毒浓度（浓度为 0.05%）后使用

放入排药筐，浸泡 30 分钟

浸泡完毕，用清水冲洗排药筐，晾干备用

清洁消毒完成后，整理用物，归类，保持整洁并记录每日清洁消毒登记

注意事项：

1. 在处理过程中操作者须穿工作服，戴手套，帽子，口罩。

2. 每日必须按要求清洁消毒，保证效果。

3. 消毒液现配现用，需试纸测试，每日消毒后登记，签字。

4. 标识位置只作为参考水量，按配制方法配制，以测试为准。

（五）配制间空气培养采样操作流程

空气培养：疾病预防控制科送来培养皿，放入冰箱内保存，做前半小时回温

对配制间按要求进行月清洗、擦拭消毒操作台，紫外线灯照射 30 分钟，风机运转 30 分钟

准备培养皿：普通药配制间、抗生素配制间各 5 个，操作台每台各 3 个，化疗药物配制间 3 个，一更、二更、洁具间各 3 个，分别做好标记（布点方法：室内面积 ≤ 30cm² 设一条对角线，取 3 点即中心一点，两端各距离 1cm 处取一点；室内面积 > 30cm² 设东、西、南、北、中 5 点，其中东、南、西、北点均距墙 1cm）

按正规程序七步洗手，穿洁净服，戴手套，进入配制间

依次从外到内的顺序放入培养皿，然后按照从里到外的顺序打开培养皿（上盖搭在培养皿边缘，尽量暴露培养皿）

计时 30 分钟，依次按照从外到里的顺序盖上培养皿，收培养皿

$$\downarrow$$

物体表面的采样：收集完培养皿后，用浸有生理盐水的无菌棉签涂抹 10 次（横竖往返各 5 次），把棉签折断放入试管内（忌把手触到棉签处折入），标记台号

手培养：七步洗手法洗 3 遍，手消 2 遍，穿插进行，待干，用棉签划手缝及手掌，剪去手接触部分做完培养将试管拧紧并标注时间、操作者

注意事项：

1. 培养皿需提前 30 分钟从冰箱取出。

2. 消毒液现配先用，并用试纸测试。

3. 在规定的温湿度内操作，按正确的布点放置：高度距离地面 80 ～ 150cm，距离墙壁 1cm。

4. 空气培养结果分析类区域（水平层流台、生物安全柜）：1 < 0.2 个菌落数，5 < 1 个菌落数（普通、抗生素配制间及二更）：1 < 2 个菌落数。

5. 做完及时送检（不超过 4 小时），禁止放入冰箱，按要求标记相关记录。如过程中有打碎需重新采样，并记录。

6. 空气培养、物表及手培养的意义：定期进行环境监测，达到静脉用药调配时所需要的洁净标准，分析医院静脉用药调配中（PIVAS）空气培养结果，并提出相应的管理措施。

四、职业防护

配液中心虽然可以提供无菌洁净环境，很大程度上解决了药物调配过程中可能受到污染的问题，但调配人员进行调配操作时仍具有一般性职业损伤和损害的潜在风险，如针刺伤、玻璃刺伤、西林瓶爆裂致伤等。为避免和减少这种一般性职业损伤对调配人员的伤害，调配人员应严格遵守配液中心的各项操作规程。按照配液中心常规安全防护的要求，在调配过程中做好各项防护措施，最大限度地做好常规职业安全防护，降低发生损伤和损害的可能性。

1. 操作前按要求洗手。配制过程中手套破损应立即脱掉，洗手后更换新手套。

2. 不同区域人员防护着装（表 3-3-2）

（1）第一更衣室：进入第一更衣室通过除尘垫更换专用拖鞋，并将脱下的鞋放置在规定的位置，按七步手清洁消毒法洗手，更换手术衣。

（2）第二更衣室：依次戴口罩、穿好防静电洁净服，戴一次性手套，口罩不得露鼻，头发不可露在静电服外。

（3）药品配制间：普通药品配制时防护，穿配制间专用拖鞋，戴一次性口罩，不可露鼻，穿好防静电洁净服，头发不可露在静电服外，戴一次性手套，保持手套干净、无破损。细胞毒性药物防护，穿配制间专用拖鞋，戴防护口罩（N95 口罩）眼罩、穿防静电服、戴双层手套，内层戴 PE 手套，外层戴无菌橡胶手套。

表 3-3-2　配液中心不同区域人员防护着装要求

区域	功能	防静电洁净服	专用拖鞋	一次性口罩	一次性PE手套	一次性无粉橡胶手套	防护口罩(N95)	眼罩
第一更衣室	更衣区域	√	△	△	△	△	△	△
第二更衣室	放置防静电洁净服及一次性耗材，仪表整理区域	√	√	√	√	√	√	√
普通药物调配间	放置水平层流台、普通药物及全静脉营养液的配制工作	√	√	√	√	√	√	
细胞毒性药物调配间	放置生物安全柜、细胞毒性药物配制工作	√	√	√	√	√	√	√

"√"表示应使用；△表示可使用

3. 使用防护用品注意事项

（1）防护面罩（护目镜）：内面为清洁棉，污染的手不能触及其内面，污染后应立即更换。

（2）一次性隔离服内面为清洁面，外面为污染面。当不能防湿或污染时应及时更换。

（3）手套：手套外面为污染面，内面为清洁面，已戴手套的手不可触及未戴手套的手及手套的内面，未戴手套的手不可触及手套的外面。手套有破损或清洁面污染时应立即更换。

（4）一次性防护用品不得重复使用；重复使用的各类防护品用后要清洗消毒处理。

（5）脱卸防护用品后要做手卫生。

五、工作人员手卫生

手卫生为洗手、卫生手消毒和外科手消毒的总称。手卫生是预防和控制医院感染最重要、最简单、最有效、最经济的方法，配液中心作为医院感染控制的关键科室，应制订并落实手卫生的管理制度，配备有效、便捷的手卫生装置，定期开展工作人员手卫生的培训，保障洗手与手消毒的效果，提高工作人员手卫生依从性。

1. 洗手与卫生手消毒原则与指征

（1）洗手与卫生手消毒原则：当手部有血液或其他体液等肉眼可见的污染时，应用肥皂（皂液）和流动水洗手，手部没有肉眼可见污染时，宜使用速干手消毒剂消毒双手代替洗手。

（2）洗手指征：①直接接触患者前后，从同一患者身体的污染部分移动到清洁部位时；②接触患者黏膜、破损皮肤或伤口前后，接触患者的血液、体液、分泌物、排泄物、伤口辅料之后；③穿脱防静电防护服前后，摘手套之后；④进行无菌操作、接触清洁、无菌物品之前，处理污染物品之后；⑤接触患者周围环境及物品后。

2. 洗手的设备与方法

（1）配备合格的洗手与卫生手消毒设施：重点区域应配备非手触式水龙头（图 3-3-1），提倡用洗手液洗手，盛放皂液的容器为一次性使用，应配备干手物品和设施，避免二次污染，应配备合格的速干手消毒剂。

（2）采用流动水洗手，使双手充分淋湿，取适量肥皂或者皂液，均匀涂抹至整个手掌、手背、手指和指缝，认真揉搓双手至少15秒。应注意清洗双手所有皮肤，清洁指背、指尖和指缝，具体揉搓步骤见六步洗手法。

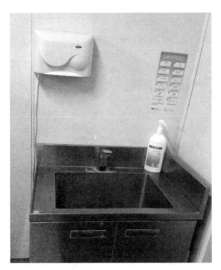

图 3-3-1 感应式水龙头

（3）六步洗手法（图3-3-2）：①掌心相对，手指并拢，相互揉搓；②手心对手背沿指缝相互揉搓，交换进行；③掌心相对，双手交叉指缝相互揉搓；④右手握住左手拇指旋转揉搓，交换进行；⑤弯曲手指使关节在另一手掌心旋转揉搓，交换进行；⑥将5个手指尖并拢放在另一手掌心旋转揉搓，交换进行。

3.手消毒方法与注意事项

（1）严格按照洗手的揉搓步骤进行揉搓。取适量的速干手消毒剂于掌心，揉搓时保证手消毒剂完全覆盖手部皮肤，直至手部干燥。

（2）禁止佩戴手部饰物，指甲长度不超过指尖。工作人员遵循六步洗手法进行洗手或卫生手消毒，认真揉搓双手至少15秒，应注意清洗双手所有皮肤。

（3）洗手池应每天清洁与消毒，手消毒剂采用一次性包装、非手触式手消毒剂的出液器。

掌心对掌心搓揉

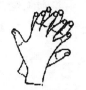
手指交叉掌心手背搓揉

手指交叉掌心对掌心搓揉

双手互握搓揉手指

拇指在掌中搓揉

指尖在掌心中搓揉

图 3-3-2　六步洗手法

（4）流动水下彻底冲净双手后，使用一次性纸巾、干净的小毛巾擦干双手。

（5）每个月对配液中心护理人员手进行消毒效果监测。

（6）消毒效果应达到相应要求：卫生手消毒，监测的细菌菌落数 $\leqslant 10 \mathrm{cfu/cm^2}$。

附1　手卫生效果监测方法

1. 采样时间　在达到消毒效果后，进行配制操作前采样。

2. 监测方法　被检者五指并拢，用浸有生理盐水棉拭子在双手指屈面从指根到指端往返涂擦 2 次，一只手涂擦面积约 $30 \mathrm{cm^2}$。涂擦过程中同时转动棉拭子；将棉拭子接触操作者的部分减去，投入 10ml 含相应中和剂的无菌洗脱液试管内，及时送检。

3. 检测方法　将采样管在混匀器上振荡 20 秒或用力振荡 82 次，用无菌管吸取 1.0ml 待检样品接种于灭菌平皿，每一样本接种 2 个平皿，平皿内加入已熔化的 45 ~ 48℃的营养琼脂 15 ~ 18ml，边倾注边摇匀，待琼脂凝固，置（36±1）℃温箱培养 48 小时，计数菌落数。

细菌菌落总数计算方法：

细菌菌落总数 $(\mathrm{cfu/cm^2})$ ＝平板上菌落数 × 稀释倍数 / 采样面积 $(\mathrm{cm^2})$

附2　手依从性调查相关表格

手卫生依从性调查表

设施：　　　　　时段[*]：　　　　　阶段号[*]：

服务：　　　　　日期：／／　　　　　检查人：

　　　　　　　　（年／月／日）　　　　（姓名大写首字母）

病房：　　　　　开始／结束时间：（小时：分）／　　页码

部门：　　　　　持续时间：（分钟）　　城市^{***}：

国家^{***}：

阶段编号　　　　观察时间：　　　　　　　分钟

人员类型、数量、时机指征	手卫生行为	人员类型、数量、时机指征	手卫生行为	人员类型、数量、时机指征	手卫生行为
1 □患者前	□手消	1 □患者前	□手消	1 □患者前	□手消
□操作前	□肥皂和水	□操作前	□肥皂和水	□操作前	□肥皂和水
□体液后	○无	□体液后	○无	□体液后	○无
□患者后	○戴手套	□患者后	○戴手套	□患者后	○戴手套
□环境后	○正确	□环境后	○正确	□环境后	○正确
2 □患者前	□手消	2 □患者前	□手消	2 □患者前	□手消
□操作前	□肥皂和水	□操作前	□肥皂和水	□操作前	□肥皂和水
□体液后	○无	□体液后	○无	□体液后	○无
□患者后	○戴手套	□患者后	○戴手套	□患者后	○戴手套
□环境后	○正确	□环境后	○正确	□环境后	○正确
3 □患者前	□手消	3 □患者前	□手消	3 □患者前	□手消
□操作前	□肥皂和水	□操作前	□肥皂和水	□操作前	□肥皂和水
□体液后	○无	□体液后	○无	□体液后	○无
□患者后	○戴手套	□患者后	○戴手套	□患者后	○戴手套
□环境后	○正确	□环境后	○正确	□环境后	○正确
4 □患者前	□手消	4 □患者前	□手消	4 □患者前	□手消
□操作前	□肥皂和水	□操作前	□肥皂和水	□操作前	□肥皂和水

人员类型、数量、时机指征	手卫生行为	人员类型、数量、时机指征	手卫生行为	人员类型、数量、时机指征	手卫生行为
□体液后	○无	□体液后	○无	□体液后	○无
□患者后	○戴手套	□患者后	○戴手套	□患者后	○戴手套
□环境后	○正确	□环境后	○正确	□环境后	○正确
5　□患者前	□手消	5　□患者前	□手消	5　□患者前	□手消
□操作前	□肥皂和水	□操作前	□肥皂和水	□操作前	□肥皂和水
□体液后	○无	□体液后	○无	□体液后	○无
□患者后	○戴手套	□患者后	○戴手套	□患者后	○戴手套
□环境后	○正确	□环境后	○正确	□环境后	○正确
6　□患者前	□手消	6　□患者前	□手消	6　□患者前	□手消
□操作前	□肥皂和水	□操作前	□肥皂和水	□操作前	□肥皂和水
□体液后	○无	□体液后	○无	□体液后	○无
□患者后	○戴手套	□患者后	○戴手套	□患者后	○戴手套
□环境后	○正确	□环境后	○正确	□环境后	○正确
7　□患者前	□手消	7　□患者前	□手消	7　□患者前	□手消
□操作前	□肥皂和水	□操作前	□肥皂和水	□操作前	□肥皂和水
□体液后	○无	□体液后	○无	□体液后	○无
□患者后	○戴手套	□患者后	○戴手套	□患者后	○戴手套
□环境后	○正确	□环境后	○正确	□环境后	○正确
8　□患者前	□手消	8　□患者前	□手消	8　□患者前	□手消
□操作前	□肥皂和水	□操作前	□肥皂和水	□操作前	□肥皂和水
□体液后	○无	□体液后	○无	□体液后	○无
□患者后	○戴手套	□患者后	○戴手套	□患者后	○戴手套
□环境后	○正确	□环境后	○正确	□环境后	○正确

※ 数据管理人员完成；※※ 选填，根据具体需要和规定完成

附3 手卫生布局图

1.手卫生定义 洗手、卫生手消毒和外科手消毒的总称。加强手卫生管理是预防与控制医院感染和医务人员防护的最简单、最有效、最方便、在经济的方法。静脉配液中心主负责临床输液成品质量安全，作为成品质量源头，手卫生尤为重要。

2.手卫生指征 根据临床科室手卫生指征，并结合静脉用药调配实际情况制定专属的手卫生时机：进入控制区前、无菌操作前、接触药品前，接触药品后、离开环境后。

3.手卫时机图 如附图3-3-1。

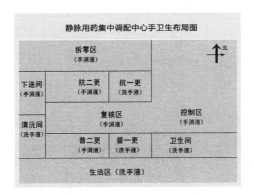

附图3-3-1 手卫生时机图

第四节 锐器伤管理

一、防范措施

1.加强职业安全防护培训，纠正不安全操作行为。尤其对新上岗人员强化经血液传播疾病知识、防护用物（如手套等）的应用、医疗锐器的处理、锐器刺伤后的处理、细胞毒性药物的职业防护措施等，提高工作人员的自我防护意识。

2.加强细胞毒性药物的安全防护,养成良好、规范的调配操作行为,正确、妥善处理医疗废物,避免锐器伤的发生。

3.改善医疗操作环境,提供足量的防护用品。提供便于丢弃污染针头等锐器的容器,减少医疗锐器刺伤的发生。

4.建立医院职业暴露报告系统。医护人员工作中发生皮肤或黏膜意外针刺伤或其他锐器伤等职业暴露后要向有关部门报告,以便及时采取有效措施,减少职业感染的危险性。

二、处 理 措 施

1.**紧急处理**　工作人员在进行医疗操作时应特别注意防止被污染的锐器划伤刺破。用流动水和(或)肥皂液立即冲洗污染的皮肤,用生理盐水冲洗黏膜;如不慎被尖锐物体划伤或刺破时,应按以下程序处理。①挤血:损伤后,立即在伤口旁端(周围)以离心方向轻轻挤压,尽可能挤出损伤处的血液;禁止进行遮盖伤口的局部挤压,以免污染血液进入体内。②冲洗:使用肥皂液和流动水进行冲洗。③消毒:使用消毒液,如500mg/L碘伏或者75%乙醇进行浸泡或擦拭消毒,并包扎伤口(其他可用的消毒剂:0.2%～0.5%的过氧乙酸,1000～2000mg/L次氯酸钠,3%过氧乙酸等),必要时去外科进行伤口处理,如为艾滋病、乙肝、丙肝等血液被暴露的黏膜,应反复用生理盐水冲洗。④报告:在现场处理后,必须立即报告疾病预防控制科(护士应报告护士长、护理部,医生应报告医疗处)进行进一步处理;尽快填写《病原体职业暴露报告卡》报送疾病预防控制科。

2.**伤情评估**　按照职业暴露的级别和暴露源的病毒载量水平分为一、二、三级和轻度型、重度型、暴露源不明型,分级分型确定详见卫生部《医务人员艾滋病病毒职业暴露防护工作指导原则(试行)》。

3.**预防性用药**　被乙肝、丙肝阳性患者血液、体液污染的锐器刺破后,应在24小时内抽血查乙肝、丙肝抗体;同时注射乙肝免疫高价球蛋白,按1个月、3个月、6个月接种乙肝疫苗。艾滋病病毒职业暴露时根据伤情实施预防性用药方案(基本用药程序和强化用药程序)。

4.追踪随访　乙肝、丙肝追踪随访 6 个月，梅毒追踪随访 3 个月。被 HIV 阳性患者血液、体液污染的锐器刺伤时，应进行血源性传播疾病的血清学水平的基线检查，在 24 小时内抽血查 HIV 抗体，并报告院内感染科节保健科进行登记节追访等，按第 4 周、第 8 周、第 12 周及 6 个月时复查病毒抗体并做相应处理。

三、应急程序

锐器伤处理流程，见图 3-4-1。

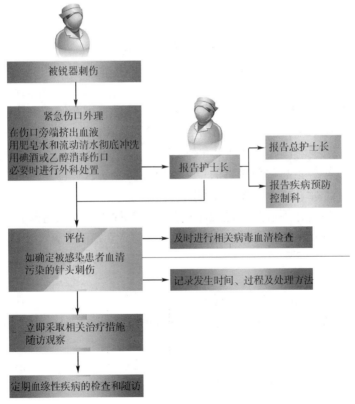

图 3-4-1　锐器伤处理

第五节　配液中心分区管理

配液中心环境应清洁,周围无污染,避免外界干扰,便于工作组织,严格按照区域划分为药品调配区、药品配制区、药品成品审核区。

一、药品调配区

在护士长的领导下,在各组组长的监督指导下,完成各组药品贴签摆药工作,需履行以下职责。

（一）人员职责

1. 进入药品调配区,按规定着装上岗。

2. 负责全院临床科室长期医嘱贴签摆药工作,药品调配区环境干净整洁。

3. 负责协助药师对病区摆药医嘱汇总单进行摆药调配;协助药师对照摆药医嘱单再次清点核对药名、剂量、厂家、规格、数量。

4. 在贴签前检查标签是否准确、完整,输液袋(瓶)有无破损、漏液。

5. 贴签护士将每位患者的用药医嘱标签分病区按药品及批次进行分类,并将标签贴于输液袋（瓶）上。

6. 按输液标签所列药品顺序摆药,按其性质、不同用药时间,分批次将药品放置于不同颜色的摆药筐内,注意药品的完好性及有效期。

（二）管理制度

1. 进入药品调配区,按规定着装上岗。

2. 摆药前,患者用药医嘱须经过审核药师审核确认,无审核者的签字摆药贴签不得进行摆药

3. 贴签摆药过程中应当注意用药医嘱的合理性。

4. 贴签时输液标签中特殊剂量用不同颜色做出标示。

（三）工作流程

1. 进入药品调配区,按规定着装上岗。

2. 协助药师按病区摆药医嘱汇总单进行摆药调配，并对照摆药医嘱单再次清点核对药名、剂量、厂家、规格、数量。

3. 对每个病区的摆药医嘱汇总单与药品核对无误后签字。

4. 贴签护士将医嘱标签按科室及批次进行分类，将标签贴在输液袋（瓶）上。

5. 摆药护士根据输液标签信息中的批次将药品放入不同颜色摆药筐内。

（四）工作标准

1. 进入药品调配区，按规定着装上岗。

2. 岗前由配液中心各组教学组长进行岗位工作指导、培训后方可上岗。

3. 核对药品过程中，冷藏药品需放入黄色摆药筐中，核对无误后，置冰箱冷藏保存。

4. 贴签时，确认输液标签信息的完整性。

5. 摆药过程中，配制的药品先摆，其次为冷藏药品，最后为打包药品。

二、药品配制区

（一）人员职责

在护士长的领导下，在各组组长的监督指导下，完成各项配制工作，需履行以下职责。

1. 严格按要求着装，不在配制区域内讲话；严格按照配液操作程序和要求进行调配，遵守无菌操作规程。

2. 负责全院临床科室长期医嘱静脉用药的配制工作，配制区环境干净整洁。

3. 配液人员需经培训后方可上岗，熟练掌握药品的配伍禁忌、理化性质。

4. 配液人员需提前上岗，做好配制前各项准备工作，在配液过程中不得随意离岗。

5. 配液人员配液前应当复核标签与药品的正确性；检查液体有无浑浊、沉淀、絮状物、有无漏液等现象；发现问题及时处理。

6. 配液前查对输液标签与药品的名称、厂家规格、用量、数量及药物配伍禁忌。

7. 配液人员完成配液后将使用完的空安瓿和西林瓶留存，以备成品核对人员核查。

8. 配液人员完成配液后应当在标签上签字确认。

9. 配制全静脉营养液时，注意混合调配顺序和药物配伍禁忌。

10. 配液人员负责配制区的清场和卫生工作，保证配液环境的清洁，定期做细菌监测，同时做好相关记录。

11. 配液人员进出配液洁净区应当按照操作程序和有关规定洗手、换穿洁净服等。

（二）管理制度

1. 自觉遵守科室规章制度、操作程序、岗位职责；自觉地规范行为，培养慎独精神、不断提高工作质量和服务质量。

2. 配液人员需经培训后方可上岗，熟练掌握药品的配伍禁忌、理化性质。

3. 配制区域应保持清洁、整齐、安静、干燥的工作环境；每日按规定进行卫生清扫，有污物随时清理；配制区域仪器设备、操作台、定位摆放，整齐规范，标识明确。

4. 保证配液区内安全，严禁携带易燃、易爆等危险品及各种动物入内。

5. 配液人员按要求着装；各类人员遵守标准预防的原则，正确选用个人防护用品，确保职业安全。

6. 在配制过程中严格执行无菌操作及查对制度。

7. 配制过程中，遇特殊剂量需双人核对、双人签字。

8. 全静脉营养液配制时，根据配制加药顺序及配伍禁忌配制各种药品。

9. 保持静脉用药调配室温度 18～26℃，相对湿度 40%～65%，保持一定量新风的送入。

10. 不准在配制区内聊天、打闹、用手机、干私活、吃东西等；不准随意在操作台上乱写乱画、乱贴条等；不准随地吐痰及乱扔废弃物。自觉维护操作区内卫生。

（三）工作流程

1. 上午工作

（1）早班

① 06：20 按规定着装进入配制间，开启层流台操作系统。

②接收药品：按病区接收由药师通过传递窗传入配制间的待配药品，清点数目并记录。

③药品分类：按科室、批次对药品进行分类，检查摆药筐内药品有无破损。

（2）正常班

① 06：40 按规定着装进入配制间。

②操作前准备：检查一次性物品的名称、规格、包装密封性、灭菌日期及有效期，用 75% 乙醇擦拭操作台面。

③核对检查：核对输液标签与药品是否相符，检查药品质量及有效期等。

④药物配制：a. 调整针头斜面、固定针头；b. 配制安瓿时，在安瓿颈部划一环形锯痕，用乙醇喷洒到锯痕处消毒，折断安瓿颈部，检查药液内有无玻璃碎屑，抽取药液，抽取完毕后，排尽注射器内空气，将药液注入消毒好的输液袋内；c. 配制西林瓶时，开启瓶盖常规消毒，将药液充分溶解摇匀后注入消毒好的输液袋内，签字确认；d. 01 批次药品配制完成后，擦拭清理操作台，进行全静脉营养液的配制，并将输液袋（瓶）根据混合调配顺序，灌入一次性全静脉营养袋内，灌注完毕，关闭止液夹，并将液体摇匀。

⑤传出药品：由巡回班按病区、批次将配制好的成品输液通过传递窗传出配制间。

⑥清场：每天配制结束后，彻底清场，先用常水清洁，再用 75% 乙醇擦拭消毒；废弃物按医疗垃圾分类处理。

2. 下午工作

（1）按规定着装进入配制间。

（2）退药：配制人员按照各病区退药单到固定位置的药架上找出需退药品，核对准确后在退药单据的退药人员处签名，将药品及退药单经传递窗交给主班药师审核，待审核无误后配制。

（3）配制：同正常班的配制程序。

（4）清场：同正常班的清场要求。

（5）开启紫外线灯消毒：配制结束后，巡回班按要求擦拭配制间传递窗，开启操作台及传递窗紫外线灯消毒 30 分钟。

（四）工作标准

1. 按着装要求进入配制区。

2. 岗前由配液中心各组教学组长进行岗位工作指导、培训后方可上岗。

3. 严格按照配液操作程序和要求进行配制，遵守无菌操作规程。

4. 按规定进入配制间，提前 30 分钟开启操作台层流系统，生物安全柜需关闭前窗至安全警戒线。

5. 操作台物品摆放整齐、避免放置过度的物品。

6. 酒精消毒待配液体和药品，避免跨越无菌区。

7. 配制时药液抽取干净。

8. 每完成一组药品后用 75% 乙醇擦拭操作台，顺序是从上到下，从里向外进行消毒。

9. 配制普通药品时，在水平层流台的规定区域内进行，即操作台中央部位，离洁净台边缘 10 ～ 15cm；配制细胞毒性药物时，在距离工作台外沿 20cm，内沿 8 ～ 10cm，离台面至少 10cm 区域内进行。

三、药品成品审核区

（一）人员职责

1. 按着装要求进入审核区，不在审核区内讲话、接听手机，不得提前离岗。

2. 配液人员需经培训后方可上岗，熟练掌握药品的配伍禁忌、理化性质。

3. 负责核对传出配制间的成品，对照标签核对空安瓿、空西林瓶的药品名称、规格、数量、剂量是否正确，特殊剂量有无双人签字。

4. 负责接收、核对配制完成后的药品，应按要求核对药品成品有无胶塞、浑浊、沉淀、变色、胶塞、漏液等项目。

5. 负责协助解决配制人员在配制过程中遇到的各种问题。

6. 做好配制过程中报损药品的记录工作。

7. 负责对核对无误后的成品输液按照批次、科室分类，监督工勤人员按规定包装。

8. 负责每日工作量的统计工作。

9. 负责配制间外的协调工作。

10. 负责配制间操作台及传递窗的紫外线灯的关闭。

（二）管理制度

药品成品审核区是指核对护士根据医嘱标签对配制完的成品进行核对的区域。

1. 按着装要求进入审核区，不在审核区内讲话、接听手机，按照规定。

2. 核对护士需经培训后方可上岗，熟练掌握药品的配伍禁忌、理化性质。

3. 核对护士应当按照标签内容严格对输液成品进行核对，内容包括配液护士是否签字，药品名称、配液成品有无漏液、沉淀、浑浊、胶塞、变色，以及核对剩余安瓿和西林瓶名称及剩余量是否与医嘱标签所示一致、抗生素批号是否一致等，发现问题及时与相关负责人联系，予以解决。

4. 每日用75%的乙醇擦拭盛放配液成品的容器。

5. 核对护士在核对无误后的配液成品标签"复核"处签字确认。

（三）工作流程

1. 上午工作

（1）按规定要求着装，进入工作药品成品审核区。

（2）进入计算机配制系统查看当天 01 批次、02 批次、细胞毒性药物配制成品的工作量。

（3）核对配制好的 01 批次药品，并在"复核"处签字，与工勤人员清点数目无误后协助其打包。

（4）核对配制好的 02 批次药品及营养袋，无误后并在"复核"处签字。

（5）核对结束后，清洁工作台面，整理用物。

2. 下午工作

（1）按规定要求着装，进入工作药品成品审核区。

（2）协助主班药师进行 03 批次药品的退药工作。

（3）进入计算机配制系统查看当天 01 批次、02 批次、03 批次和细胞毒性药物配制成品的工作量，并记录。

（4）核对配制好的 03 批次药品及细胞毒性药物，无误后并在"复核"处签字。

（5）核对结束后，清洁工作台面，整理用物。

（6）记录医疗垃圾废物的处理与登记。

（7）关闭配制间操作台及传递窗紫外线灯。

（四）工作标准

1. 进入药品调配区，按规定着装上岗。

2. 岗前由配液中心各组教学组长进行岗位工作指导、培训后方可上岗。

3. 严格检查药品成品质量。

4. 全静脉营养袋需检查止液夹是否夹紧，有无漏液情况。

5. 认真核对摆药筐内的安瓿及西林瓶与标签上药品名称、规格、剂量和数量是否一致，特殊剂量是否有双人签字。

6. 严格按照医疗垃圾处理相关规定处理废弃医疗垃圾。

7. 紫外线消毒 30 分钟方可关闭。

第六节　一次性低值耗材管理

一、定　义

一次性低值耗材是医院在开展医疗服务过程中使用的一次性卫生材料（包括一次性注射器、输液器、输血器、引流袋、引流管、留置针、无菌手套、手术缝线、手术刀片等），是无菌无热源检验合格的在有效期内一次性直接使用的医疗器械。

二、分　类

一次性低值耗材的质量与患者的生命安全和治疗效果息息相关，质量控制涉及采购、入库质量验收、储存、发放、使用及质量反馈等多个环节。

三、管　理

1. 专人专管　规定专人管理耗材。
2. 专人请领　每月月初或月中根据上月使用量领取下月使用量（如遇节假日，按天数增加用量，并保证库存内备十天基数）。
3. 定期盘点　每月固定时间进行耗材的盘点，检查有效期、出入量，双人核对并登记"耗材盘点表"，根据消耗情况进行每月用量的计算并登记。
4. 卫生消毒　每周固定时间对耗材间进行擦拭消毒，并登记。

四、使　用

1. 当班人员拿取耗材需销卡登记并签字。
2. 每周管理人员需对耗材间进行耗材的填补，实行"左进右出、近期先用、基数管理"的原则。

第七节　配液中心信息化管理

配液中心的建设离不开信息化与自动化技术的应用，医疗机构采取静脉药物集中配制的工作模式后，表现出涉及人员多、工作量大、时间紧、要求高的特点，大量的医嘱合理用药审查以及药品的高效率核对，容易导致疲劳，紧靠人力完成相应工作而不产生差错十分困难。因此，配液中心需要专门的软件系统对 PIVAS 的流程管理进行优化，帮助工作人员可靠、有序、高效地工作，并降低工作强度。

一、二维码技术在配液中心的应用

1. 二维码的技术特点

（1）技术简介：二维码是用某种特定的几何图形按照一定规律在平面二维方向上分布的黑白相间的图形记录数据符号信息的，在代码编译制上巧妙地利用构成计算机内部逻辑基础的"0""1"比特流的概念，使用若干个与二进制相对应的几何形体来表示文字数值信息，再通过图形输入设备或光电扫描设备自动识读以实现信息自动处理。

（2）二维码的生成：更新的 PIVAS 信息管理系统为每袋输液产生唯一的 16 位字符的标签号，该标签号由住院患者的个人信息、输液与药品的品种数量、配制日期和输液序号等组成，再经过程序转换，产生并打印出相应的二维条码，该二维条码对应唯一一份静脉输液配制信息（图 3-7-1）。

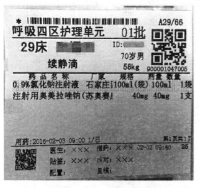

图 3-7-1　二维码标签

（3）二维码与一维码的比较：二维码与一维码的性质、特点等比较见表 3-7-1。

表 3-7-1　二维码与一维码的比较

条码类型	信息密度与信息容量	错误校验与纠错能力	垂直方向是否携带信息	用途	对数据库和通信网络的依赖	识读设备
一维条码	信息密度低，息容量小	信可通过校验字符进行错误校验，无纠错能力	不携带信息	对物品的标识	依赖数据库和通讯网络	可用线扫描器识读，如光笔、激光枪等
二维条码	信息密度高，息容量大	信具有错误校验和纠错能力	携带信息	对物品的描述	可不依赖数据库和通信网络而单独应用	可用线扫描器或图像扫描器识读

2. 系统应用　二维码输液单的信息管理：①审查医嘱。每天由审方药师提取并审查各病区递交的医嘱，主要审查用药的配伍、用法用量以及用药与诊断是否相符。若遇到不合理医嘱，审方药师将医嘱注明原因后退回医师站并电话告知，合理的医嘱将被审核通过并转到排选批次页面。正确合理的医嘱审查是做好二维码输液单信息管理的前提条件。②排药印签。在排选批次页面，审方药师选定病区后便对该病区进行所有输液单的批次排定。药师一般会按照每个病区不同的用药习惯和各批次的载体容量进行排序，有特殊要求时可进行人工修改，满足临床需要。批次排定后，系统即可按病床号顺序以及批次分类打印输液单标签，内容包括：患者基本信息、医嘱号、药品及输液名称、厂家、规格、剂量、数量、批次、输液用药时间以及此输液标签的二维码和其序号等，排药药师及护士根据每份输液单上的信息进行排药。在排药过程中，药师及护士务必将输液标签整齐、平坦地贴在输液袋上，否则在之后的计费和核对阶段，激光读码器将无法读取二维码的信息。之前的一维码就因此会偶尔出现误读现象，而二维码由于防伪性高，目前未见发生此问题。③输液出仓核对。待配制间内的护理人员完成配制后，核对护士根据输液标签上的药品信息与遗留下的药品空安瓿进行品名和数量的核对，并将同一病区的输液归为一类以方便计算。接着，核对护士采用与计算机连接的二维码图形输入设备对每

一病区已核对完毕的输液进行二维码扫描，扫描结果显示在计算机成品复核界面（图 3-7-2）。

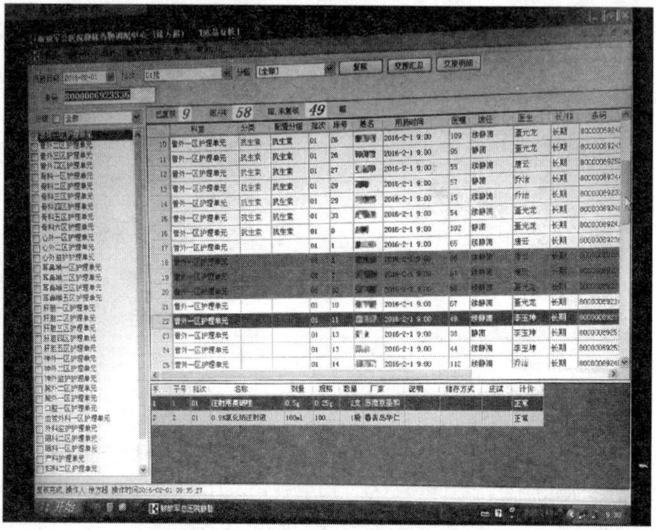

图 3-7-2　配液中心成品复核界面

　　每张二维码标签只能被扫描 1 次，若被再次扫描，系统便会提示该条码已被扫描。当扫描记录的输液总数量与系统之前累计的排药复核总数量相吻合时，说明核对无误。此法防止了在配制核对工序的扫描遗漏或扫描失败，从而避免差错事故的发生。

二、目视化管理

　　目视管理是利用形象直观、色彩适宜的各种视觉感知信息来组织现场工作，从而达到提高劳动生产率的一种管理手段。这是一种利用视觉来进行管理的科学方法，亦可称为"看得见的管理"和"一目了然的管理"。

　　目视管理通过视觉导致人的意识改变，常用的方法包括颜色、标识、看板等。颜色是运用不同的颜色对不同批次的摆药筐或相关物品进行区别，使管理者和运营者对情况一目了然；标识是通过图形、文字等对重要事项加以强调说明，以示重要性和严肃性；看板是在书写板上直接将需要通告的事项用文字说明。

1. 质控岗位的目视管理　质控岗负责日常工作各环节的监督与问题记录，组织每月质控检查与评分。涉及的目视管理主要表现在几个方面。

（1）进入配制间各个区域的墙面上方悬挂"第一更衣室""第二更衣室"和"配制间"的提示牌，提醒工作人员进入不同区域时要遵守相应的工作流程。

（2）文档与文件的归类整理将不同类别文档分别用不同颜色的书脊进行区分。配液中心标准化管理制度用绿色，标准化工作流程用蓝色，静脉药物配制溶媒与配伍禁忌用黄色，用颜色归类法后方便查找与归类。

2. 配液岗位的目视管理

（1）批次及细胞毒性药物的区分：用不同颜色的摆药筐区分易混淆的药品批次，01 批次药品用蓝色摆药筐；02 批次用绿色摆药筐；03 批次用红色摆药筐；各批次中冷藏的药品用黄色摆药筐做标识。细胞毒性药物用灰色摆药筐。

（2）特殊剂量的区分：为了加强配制人员的警示性，在输液标签的特殊剂量处，HIS 系统自动生成"▲"标识。（图 3-7-3）

图 3-7-3　特殊剂量标签

(3)标识牌的管理: 配制间内的摆药架上为每个科室制作一个标牌,划分固定药架存放 (图 3-7-4)。每个科室配制完成后,"科室 OK"标牌与输液成品一并放入传递窗内, 提示核对人员该科室已配制完成(图 3-7-5)。

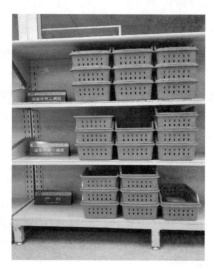

图 3-7-4　科室标牌

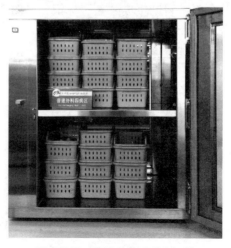

图 3-7-5　配制完成后科室标牌

3. 其他

（1）医疗垃圾区分管理：①生活垃圾装于黑色垃圾袋，医疗垃圾装于黄色医疗垃圾袋并贴签封口。②锐器装于锐器盒。③成品输液包装用白色专用包装袋打包并装入蓝色打包筐封口送至病区。③空安瓿及废弃输液袋（瓶）装于蓝色医疗垃圾袋并贴签封口；细胞毒性药物装入双层黄色专用医疗垃圾袋并贴签封口，在袋外贴上"细胞毒性废物"的醒目标识，并用胶带封口。

（2）仪器设备标识管理：在配制间内每台设备的醒目位置张贴"正常"或"停用"标识，如遇故障立即将"正常"标识取下并插入"停用"红色标识，以此提醒工作人员。

（3）物资分区域管理：物资与一次性耗材使用专用货柜，根据类别不同分别放于不同货柜中，每一货柜均标注物品类别。对于近效期的一次性耗材需有明显标识，杜绝过期耗材的产生。

第八节 配液中心的标准化管理

一、配液中心的标准化考评

（一）常规药物配制评分标准（表 3-8-1）

表 3-8-1 常规药物配制评分标准

姓名：				得分：	
项目	总分	要求	评分	扣分	扣分原因
仪表要求	5	穿戴整洁	1		
		仪表大方、举止端庄	2		
		头发符合要求	2		
操作前准备	10	六步洗手法	4		
		环境符合操作要求	2		
		备齐用物、放置合理	2		
		戴口罩、一次性手套	2		

续表

姓名：					得分：	
项目		总分	要求	评分	扣分	扣分原因
操作过程	环境准备	8	用75%乙醇擦拭操作台台面	2		
			操作台物品应摆放整齐、避免放置过多物品	4		
			操作前用物检查	2		
	核对检查	8	药品有效期	2		
			液体有无浑浊、沉淀、絮状物	4		
			液体有无漏液	2		
	二次查对	5	严格查对输液签与药品的名称、规格、用量	3		
			药物配伍禁忌	2		
	无菌原则	14	75%乙醇消毒待配液体和药品	2		
			避免跨越无菌区	6		
			不可污染针头、活塞	3		
			药液抽取干净	3		
	药物配制		调针头斜面、固定针头，防止针头脱落导致药液流出	2		
	安瓿	16	在安瓿颈部划一环形锯痕，用乙醇喷洒到锯痕处消毒	3		
			折断安瓿，持注射器、左手示指和中指夹取安瓿体部	2		
			将针头置入安瓿内的液面下抽取液体	3		
			针头进入的部分液面不应超过针头的2/3	4		
			配制人员在所配制液体的标签上签字	2		
	西林瓶	10	开启瓶盖常规消毒	2		
			左手拇指、示指、中指固定瓶体	4		
			抗生素药品需核对批号	2		
			配制完成后将液体及西林瓶放入药筐	2		

续表

姓名：				得分：	
项目	总分	要求	评分	扣分	扣分原因
注意事项	8	所有操作必须在工作区内进行	2		
		检查成品输液质量、特殊剂量双人签字	4		
		每完成一组药品后用 75% 乙醇擦拭操作台，除去残留药液	2		
操作后处理	6	配制完成后整理操作台台面	2		
		废弃物按医疗垃圾分类处理	2		
		用 75% 乙醇纱布擦拭工作区域	2		
熟练程度	10	无菌观念强	4		
		掌握西林瓶和安瓿瓶操作方法	4		
		在规定时间内完成操作 ≤ 10 ～ 50 分钟	2		
总分	100				

（二）配液中心静脉用药集中调配操作规程

1. 配液中心工作流程　临床医师开具静脉输液治疗处方或用药医嘱→用药医嘱信息传递→药师审核→打印标签→贴签摆药→核对→混合调配→输液成品核对→输液成品包装→分病区放置于密闭容器中、加锁或封条→由工人送至病区→病区药疗护士开锁（或开封）核对签收→给患者用药前护士应当再次与病历用药医嘱核对→给患者静脉输注用药。

2. 临床医师开具处方或用药医嘱　医师依据对患者的诊断或治疗需要，遵循安全、有效、经济的合理用药原则，开具处方或药医嘱，其信息应当完整、清晰。

病区按规定时间将患者次日需要静脉输液的长期医嘱传送至静脉用药调配中心（室）。临时静脉用药医嘱调配模式由各医疗机构按实际情况自行规定。

3.审核处方或用药医嘱操作规程　　负责处方或用药医嘱审核的药师逐一审核患者静脉输液处方或医嘱,确认其正确性、合理性与完整性。主要包括以下内容。

(1) 形式审查:处方或用药医嘱内容应当符合《处方管理办法》《病历书写基本规范》的有关规定,书写正确、完整、清晰,无遗漏信息。

(2) 分析鉴别临床诊断与所选用药品的相符性。

(3) 确认遴选药品品种、规格、给药途径、用法、用量的正确性与适宜性,防止重复给药。

(4) 确认静脉药物配伍的适宜性,分析药物的相容性与稳定性。

(5) 确认选用溶媒的适宜性。

(6) 确认静脉用药与包装材料的适宜性。

(7) 确认药物皮试结果和药物严重或者特殊不良反应等重要信息。

(8) 需与医师进一步核实的任何疑点或未确定的内容。

对处方或用药医嘱存在错误的,应当及时与处方医师沟通,请其调整并签名。因病情需要的超剂量等特殊用药,医师应当再次签名确认。对用药错误或者不能保证成品输液质量的处方或医嘱应当拒绝调配。

4.打印标签与标签管理操作规程

(1) 经药师适宜性审核的处方或用药医嘱,汇总数据后以病区为单位,将医师用药医嘱打印成输液处方标签(简称:输液标签)。核对输液标签上患者姓名、病区、床号、病历号、日期,调配日期、时间、有效期,将输液标签按处方性质和用药时间顺序排列后,放置于不同颜色(区分批次)的容器内,以方便调配操作。

(2) 输液标签由计算机系统自动生成编号,编号方法由各医疗机构自行确定。

(3) 打印输液标签,应当按照《静脉用药集中调配质量管理规范》有关规定采用电子处方系统运作或者采用同时打印备份输液标签方式。输液标签贴于输液袋(瓶)上,备份输液标签应当随调配流程,并由各岗位操作人员签名或盖签章后,保存1年备查。

(4) 输液标签内容除应当符合相关的规定外,还应当注明需要特别提示的下列事项:①按规定应当做过敏性试验或者某些特殊性质药品的输液标签,应当有明显标识;②药师在摆药准备或者调配时需特别注意的事项及提示性注解，如用药浓度换算、非整瓶（支）使用药品的实际用量等；③临床用药过程中需特别注意的事项，如特殊滴速、避光滴注、特殊用药监护等。

5. 贴签摆药与核对操作规程

（1）摆药前药师应当仔细阅读、核查输液标签是否准确、完整，如有错误或不全，应当告知审方药师校对纠正。

（2）按输液标签所列药品顺序摆药，按其性质、不同用药时间，分批次将药品放置于不同颜色的容器内；按病区、按药物性质不同放置于不同的混合调配区内。

（3）摆药时需检查药品的品名、剂量、规格等是否符合标签内容，同时应当注意药品的完好性及有效期，并签名或者盖签章。

（4）摆药注意事项：①摆药时，确认同一患者所用同一种药品的批号相同；②摆好的药品应当擦拭清洁后，方可传递入洁净室，但不应当将粉针剂西林瓶盖去掉；③每日应当对用过的容器按规定进行整理擦洗、消毒，以备下次使用。

（5）摆药准备室补充药品：①每日完成摆药后，应当及时对摆药准备室短缺的药品进行补充，并应当校对；②补充的药品应当在专门区域拆除外包装，同时要核对药品的有效期、生产批号等，严防错位，如有尘埃，需擦拭清洁后方可上架；③补充药品时，应当注意药品有效期，按先进先用、近期先用的原则；④对氯化钾注射液等高危药品应当有特殊标识和固定位置。

（6）摆药核对操作规程：①将输液标签整齐地贴在输液袋（瓶）上，但不得将原始标签覆盖；②药师摆药应当双人核对，并签名或盖签章；③将摆有注射剂与贴有标签的输液袋（瓶）的容器通过传递窗送入洁净区操作间，按病区码放于药架（车）上。

6. 静脉用药混合调配操作规程

（1）调配操作前准备：①在调配操作前30分钟，按操作规程启动洁净间和层流工作台净化系统，并确认其处于正常工作状态，操作间室温控制于18～26℃、湿度40%～65%、室内外压差符合规定，操作人员记录并签名；②接班工作人员应当先阅读交接班记录，对有关问题应当及时处理；③按更衣操作规程，进入洁净区操作间，首先用蘸有 75% 乙醇的无纺布从上到下、从内到外擦拭层流洁净台内部的各个部位。

（2）将摆好药品容器的药车推至层流洁净操作台附近相应的位置。

（3）调配前的校对：调配人员应当按输液标签核对药品名称、规格、数量、有效期等的准确性和药品完好性，确认无误后，进入加药混合调配操作程序。

（4）调配操作程序

①选用适宜的一次性注射器，拆除外包装，旋转针头连接注射器，确保针尖斜面与注射器刻度处于同一方向，将注射器垂直放置于层流洁净台的内侧。

②用 75% 乙醇消毒输液袋（瓶）的加药处，放置于层流洁净台的中央区域。

③除去西林瓶盖，用 75% 乙醇消毒安瓿瓶颈或西林瓶胶塞，并在层流洁净台侧壁打开安瓿，应当避免朝向高效过滤器方向打开，以防药液喷溅到高效过滤器上。

④抽取药液时，注射器针尖斜面应当朝上，紧靠安瓿瓶颈口抽取药液，然后注入输液袋（瓶）中，轻轻摇匀。

⑤溶解粉针剂，用注射器抽取适量静脉注射用溶媒，注入于粉针剂的西林瓶内，必要时可轻轻摇动（或置震荡器上）助溶，全部溶解混匀后，用同一注射器抽出药液，注入输液袋（瓶）内，轻轻摇匀。

⑥调配结束后，再次核对输液标签与所用药品名称、规格、用量，准确无误后，调配操作人员在输液标签上签名或者盖签章，标注调配时间，并将调配好的成品输液和空西林瓶、安瓿与备份输液标签及其他相关信息一并放入筐内，以供检查者核对。

⑦通过传递窗将成品输液送至成品核对区，进入成品核对包装程序。

⑧每完成一组输液调配操作后，应当立即清场，用蘸有 75% 乙醇的无纺布擦拭台面，除去残留药液，不得留有与下批输液调配无关的药物、余液、用过的注射器和其他物品。

（5）每天调配工作结束后，按本规范和操作规程的清洁消毒操作程序进行清洁消毒处理。

（6）静脉用药混合调配注意事项

①不得采用交叉调配流程。

②静脉用药调配所用的药物，如果不是整瓶（支）用量，则必须将实际所用剂量在输液标签上明显标识，以便校对。

③若有两种以上粉针剂或注射液需加入同一输液时，应当严格按药品说明书要求和药品性质顺序加入；对肠外营养液、高危药品和某些特殊药品的调配，应当制定相关的加药顺序调配操作规程。

④调配过程中，输液出现异常或对药品配伍、操作程序有疑点时应当停止调配，报告当班负责药师查明原因，或与处方医师协商调整用药医嘱；发生调配错误应当及时纠正，重新调配并记录。

⑤调配操作危害药品注意事项：a. 危害药品调配应当重视操作者的职业防护，调配时应当拉下生物安全柜防护玻璃，前窗玻璃不可高于安全警戒线，以确保负压；b. 危害药品调配完成后，必须将留有危害药品的西林瓶、安瓿等单独置于适宜的包装中，与成品输液及备份输液标签一并送出，以供核查；c. 调配危害药品用过的一次性注射器、手套、口罩及检查后的西林瓶、安瓿等废弃物，按规定由本医疗机构统一处理；d. 危害药品溢出处理按照相关规定执行。

7. 成品输液的核对、包装与发放操作规程

（1）成品输液的检查、核对操作规程

①检查输液袋（瓶）有无裂纹，输液应无沉淀、变色、异物等。

②进行挤压试验，观察输液袋有无渗漏现象，尤其是加药处。

③按输液标签内容逐项核对所用输液和空西林瓶与安瓿的药名、规格、用量等是否相符。

④核检非整瓶（支）用量的患者的用药剂量和标识是否相符。

⑤各岗位操作人员签名是否齐全，确认无误后核对者应当签名或盖签章。

⑥核查完成后，空安瓿等废弃物按规定进行处理。

（2）经核对合格的成品输液，用适宜的塑料袋包装，按病区分别整齐放置于有病区标记的密闭容器内，送药时间及数量记录于送药登记本。在危害药品的外包装上要有醒目的标记。

（3）将密闭容器加锁或加封条，钥匙由调配中心和病区各保存一

把，配送工人及时送至各病区，由病区药疗护士开锁或启封后逐一清点核对，并注明交接时间，无误后，在送药登记本上签名。

8.静脉用药调配所需药品与物料领用管理规程

（1）药品、物料的请领、保管与养护应当有专人负责。

（2）药品的请领：①静脉用药调配中心（室）药品的请领应当根据每日消耗量，填写药品请领单，定期向药库请领，药品请领单应当有负责人或指定人员签名；②静脉用药调配中心（室）不得调剂静脉用药调配以外的处方；③静脉用药调配中心（室）不得直接对外采购药品，所需的药品一律由药学部门药品科（库）统一采购供应。

（3）药品的验收：①负责二级药库管理的药师应当依据药品质量标准、请领单、发药凭证与实物逐项核对，包括品名、规格、数量及有效期是否正确，药品标签与包装是否整洁、完好，核对合格后，分类放置于相应的固定货位，并在发药凭证上签名；②凡对药品质量有质疑、药品规格数量不符、药品过期或有破损等,应当及时与药品科(库)沟通， 退药或更换，并做好记录。

（4）药品的储存管理与养护

①药库应当干净、整齐，地面平整、干燥，门与通道的宽度应当便于搬运药品和符合防火安全要求；药品储存应当按"分区分类、货位编号"的方法进行定位存放，按药品性质分类集中存放；对高危药品应设置显著的警示标志；并应当做好药库温湿度的监测与记录。

②药库具备确保药品与物料储存要求的温湿度条件：常温区域10～30℃，阴凉区域不高于20℃，冷藏区域2～8℃，库房相对湿度40%～65%。

③药品堆码与散热或者供暖设施的间距不小于30cm，距离墙壁间距不少于20cm，距离房顶及地面间距不小于10cm。

④规范药品堆垛和搬运操作，遵守药品外包装图示标志的要求，不得倒置存放。

⑤每种药品应当按批号及有效期远近依次或分开堆码并有明显标志，遵循"先产先用""先进先用""近期先用"和按批号发药使用的原则。

⑥对不合格药品的确认、报损、销毁等应当有规范的制度和记录。

（5）已建立医院信息系统的医疗机构，应当建立电子药品信息管理系统，药品存量应当与一级库建立电子网络传递联系，加强药品成本核算和账务管理制度。

（6）静脉用药调配中心（室）所用药品应当做到每月清点，账物相符，如有不符应当及时查明原因。

（7）注射器和注射针头等物料的领用、管理应当按本规范的有关规定和参照药品请领、验收管理办法实施，并应当与药品分开存放。

9. 电子信息系统调配静脉用药规程

（1）电子信息系统静脉用药调配流程：①由医师按照《处方管理办法》和《电子病历基本规范（试行）》有关规定，负责将患者处方或用药医嘱分组录入电脑；②将静脉输液医嘱直接传递至静脉用药调配中心（室）；③经药师审核处方或用药医嘱的适宜性后，自动生成输液标签及备份输液标签或采用电子处方信息系统记录，上述标签或记录均应当有各道工序操作人员的信息。

（2）建立电子药品信息管理系统。处方或用药医嘱打印成输液标签，并在完成调配操作流程后，自动减去处方组成药品在二级库所存药品数量，做到账物相符，并自动形成药品月收支结存报表。

10. 配液中心护理人员更衣操作规程

（1）进出配液中心静脉用药调配室更衣规程。进出配液中心静脉用药调配室应当更换该中心（室）工作服、工作鞋并戴发帽。非本中心（室）人员未经中心（室）负责人同意，不得进入。

（2）进入十万级洁净区规程（一更）：①换下普通工作服和工作鞋，按六步手清洁消毒法消毒手并烘干；②穿好指定服装并戴好发帽、口罩。

（3）进入万级洁净区规程（二更）：①更换洁净区专用鞋、洁净隔离服；②手消毒，戴一次性手套。

（4）离开洁净区规程：①临时外出。在二更室脱下洁净隔离服及帽子、口罩整齐放置，一次性手套丢入污物桶内；在一更室应当更换工作服和工作鞋。②重新进入洁净区时，必须按以上更衣规定程序进入洁净区。③当日调配结束时，脱下的洁净区专用鞋、洁净隔离服应重新清洗，定期消毒，一次性口罩、手套一并丢入污物桶。

11. 配液中心静脉用药调配室清洁、消毒操作规程

(1) 地面消毒剂的选择与制备：①次氯酸钠，为 5% 的强碱性溶液，用于地面消毒为 1% 溶液，本溶液须在使用前新鲜配制，处理 / 分装高浓度 5% 次氯酸钠溶液时，必须戴厚口罩和防护手套。②季铵类阳离子表面活性剂，有腐蚀性；禁与肥皂水及阴离子表面活性剂联合使用，应当在使用前新鲜配制。③甲酚皂溶液，有腐蚀性，用于地面消毒为 5% 溶液，应当在使用前新鲜配制。

(2) 配液中心静脉用药调配室清洁与卫生管理其他规定：①各操作室不得存放与该室工作性质无关的物品，不准在配液中心静脉用药调配室用餐或放置食物；②每日工作结束后应当及时清场，各种废弃物必须每天及时处理。

(3) 非洁净区的清洁、消毒操作程序：①每日工作结束后，用专用拖把擦洗地面，用常水擦拭工作台、凳椅、门框及门把手、塑料筐等；②每周消毒一次地面和污物桶：先用常水清洁，待干后，再用消毒液擦洗地面及污物桶内外，15 分钟以后再用常水擦去消毒液；③每周一次用 75% 乙醇擦拭消毒工作台、成品输送密闭容器、药车、不锈钢设备、凳椅、门框及门把手。

(4) 万级洁净区清洁、消毒程序：①每日的清洁、消毒：调配结束后，用常水清洁不锈钢设备，层流操作台面及两侧内壁，传递窗顶部、两侧内壁、把手及台面、凳椅、照明灯开关等，待挥干后，用 75% 乙醇擦拭消毒；②每日按规定的操作程序进行地面清洁、消毒；③墙壁、顶棚每月进行一次清洁、消毒，操作程序同上。

(5) 清洁、消毒注意事项：①消毒剂应当定期轮换使用；②洁净区和一般辅助工作区的清洁工具必须严格分开，不得混用；③清洁、消毒过程中，不得将常水或消毒液喷淋到高效过滤器上；④清洁、消毒时，应当按从上到下、从里向外的程序擦拭，不得留有死角；⑤用常水清洁时，待挥发干后，才能再用消毒剂擦拭，保证清洁、消毒效果。

12. 生物安全柜的操作规程　生物安全柜属于垂直层流台，通过层流台顶部的高效过滤器，可以过滤 99.99% 的 0.3 μm 以上的微粒，使操作台空间形成局部 100 级的洁净环境，并且通过工作台面四周的散流孔回风形成相对负压，因此，不应当有任何物体阻挡散流孔，包括

手臂等。用于调配危害药品的生物安全柜，应当加装活性炭过滤器用于过滤排出的有害气体。

（1）清洁与消毒

①每天在操作开始前，应当使用 75% 的乙醇擦拭工作区域的顶部、两侧及台面，顺序应当从上到下、从里向外。

②在调配过程中，每完成一份成品输液调配后，应当清理操作台上废弃物，并用常水擦拭，必要时再用 75% 的乙醇消毒台面。

③每天操作结束后，应当彻底清场，先用常水清洁，再用 75% 乙醇擦拭消毒。

④每天操作结束后应当打开回风槽道外盖，先用蒸馏水清洁回风槽道，再用 75% 乙醇擦拭消毒。

⑤每天操作结束后关闭生物安全柜前窗，打开紫外线灯消毒 30 分钟。

（2）生物安全柜的操作与注意事项

①有 1～2 位调配人员提前半小时进入配制间拉开生物安全柜前窗至安全线处，开启生物安全柜循环风机，打开照明灯，然后用 75% 乙醇擦拭生物安全柜顶部、两侧及台面，顺序为从上到下、从里到外进行消毒后方可进行调配。

②紫外线灯启动期间，不得进行调配，工作人员应当离开操作间。

③紫外线灯应当定期检测，如达不到灭菌效果时，应当及时更换灯管。

④所有静脉用药调配必须在离工作台外沿 20cm，内沿 8～10cm，并离台面至少 10cm 区域内进行。

⑤调配时前窗不可高过安全警戒线，否则，操作区域内不能保证负压，可能会造成药物气雾外散，对工作人员造成伤害或污染洁净间。

⑥生物安全柜的回风道应当定期用蒸馏水擦拭清洁后，再用 75% 乙醇消毒。

⑦生物安全柜每月应当做一次沉降菌监测，方法：将培养皿打开，放置在操作台上半小时，封盖后进行细菌培养，菌落计数。

⑧生物安全柜应当根据自动监测指示，及时更换过滤器的活性炭。

（3）每年应当对生物安全柜进行各项参数的检测，以保证生物安全柜运行质量，并保存检测报告。

13. 水平层流洁净台操作规程

（1）物品在水平层流洁净台的正确放置与操作，是保证洁净台工作质量的重要因素。从水平层流洁净台吹出来的空气是经过高效过滤器过滤，可除去 99.99% 直径 0.3μm 以上的微粒，并确保空气的流向及流速。用于静脉用药调配操作的水平层流台的进风口应当处于工作台的顶部，这样可保证最洁净的空气先进入工作台，工作台的下部支撑部分可确保空气流通。此类层流洁净台只能用于调配对工作人员无伤害的药物，如电解质类药物、肠外营养药等。

（2）清洁与消毒

①每天在操作开始前，有 1 ~ 2 位调配人员提前启动水平层流台循环风机和照明灯，再用 75% 乙醇擦拭层流洁净台顶部、两侧及台面，顺序为从上到下，从里向外进行消毒；然后打开照明灯后方可进行调配。

②在调配过程中，每完成一份成品输液调配后，应当清理操作台上废弃物，并用常水清洁，必要时再用 75% 的乙醇消毒台面。

③每天调配结束后，应当彻底清场，先用常水清洁，再用 75% 乙醇擦拭消毒。

④每天调配结束后，开启紫外线灯消毒 30 分钟。

（3）水平层流洁净台的操作与注意事项

①水平层流洁净台启动半小时后方可进行静脉用药调配。

②应当尽量避免在操作台上摆放过多的物品，较大物品之间的摆放距离宜约为 15cm；小件物品之间的摆放距离约为 5cm。

③洁净工作台上的无菌物品应当保证第一时间洁净的空气从其流过，即物品与高效过滤器之间应当无任何物体阻碍，也称"开放窗口"。

④避免任何液体物质溅入高效过滤器，高效过滤器一旦被弄湿，很容易产生破损及滋生真菌。

⑤避免物体放置过于靠近高效过滤器，所有的操作应当在工作区内进行，不要把手腕或肘部放置在洁净工作台上，随时保持"开放窗口"。

⑥避免在洁净间内剧烈的动作，避免大声喧哗，应当严格遵守无菌操作规则。

⑦水平层流洁净台可划分为 3 个区域：a. 内区，最靠近高效过滤器的区域，距离高效过滤器 10～15cm，适宜放置已打开的安瓿和其他一些已开包装的无菌物体；b. 工作区，即工作台的中央部位，离洁净台边缘 10～15cm，所有的调配应当在此区域完成；c. 外区，从台边到 15～20cm 距离的区域，可用来放置有外包装的注射器和其他带外包装的物体（应尽量不放或少放）。

⑧安瓿用砂轮切割和西林瓶的注射孔盖子打开后，应当用 75% 乙醇仔细擦拭消毒，去除微粒，打开安瓿的方向应当远离高效过滤器。

⑨水平层流洁净台每周应当做一次动态浮游菌监测。方法：将培养皿打开，放置在操作台上 30 分钟，封盖后进行细菌培养，菌落计数。

（4）每年应对水平层流洁净台进行各项参数的检测，以保证洁净台运行质量，并保存检测报告。

14. **其他** 医疗机构开展其他集中或者分散的临床静脉用药调配，参照以上各项有关操作规程执行，具体实施规程由各医疗机构负责制定。

（三）细胞毒性药物的安全操作规范

细胞毒性药物（抗肿瘤药物）的主要不良反应有：骨髓抑制反应、胃肠道反应、神经毒性反应、肾毒性反应、心脏毒性反应、肺毒性反应、肝毒性反应及药物过敏反应，对正常人体易产生伤害。通过静脉药物配制中心的规范操作，可以减轻细胞毒性药物对人体的危害，做好职业防护。由于此类药物在本身特性、人体危害性、职业防护等方面有别于其他药物，因此，对于细胞毒性药物的配制操作须作严格的规定。

1. **生物安全柜的准备** 在配制药物前 30 分钟拉开生物安全柜前窗至安全线处，开启生物安全柜循环风机，打开照明灯，并应当准备好所有配制时需要的物品和器材，这样可减少对柜内气流的影响来减少对人员的污染。

2. **配制细胞毒性药物的准备**

（1）手套与制服：戴双层手套，即在无粉乳胶手套内戴 1 副 PVC 手套，通常每操作 60 分钟或遇到手套破损、刺破和被药物污染则需要更换手套。在戴手套之前和脱去手套之后都必须洗手。防静电服由非透过性、无絮状物材料制成，前部完全封闭，袖口必须卷入手套之中。

（2）配制细胞毒性药物时必须按要求使用生物安全柜，柜门必须在安全线以下。

3. 配制细胞毒性药物的注意事项

（1）在戴手套之前，脱去手套后应立即洗手。

（2）空针的使用：防止针栓同针筒分离；针筒中的液体不能超过针筒长度的 3/4，防止针栓从针筒中意外滑落；在配制细胞毒性药物过程中使用的针筒和针头应避免挤压、敲打、滑落，以及在丢弃针筒时无须将针头套上，应立即丢入锐器盒中，这样可以防止药液滴出和被针头刺伤；应将锐器盒放于生物安全柜内。

（3）配制细胞毒性药物的操作：配制细胞毒性药物时应严格遵守无菌操作，熟练掌握操作规程，防止药液外溅。①安瓿的操作：轻轻拍打安瓿将颈部和顶端的药物落于其底部，以保证没有药液或粉末滞留于该处，用乙醇擦过安瓿的颈部；打开安瓿时要用灭菌纱布包绕着安瓿；如果安瓿内是需要再溶解的干燥物质，应将溶媒沿安瓿壁慢慢加入以避免药物粉的散出。②小玻璃瓶操作：由于玻璃瓶中的气压会升高，操作时应尽量小心，避免产生药液溢出。手套和制服若被污染后应立即更换。

（4）在生物安全柜内药物溢出时，使用工作手套将所有碎玻璃放入位于安全柜内的锐器盒中，安全柜的内表面，包括各种凹槽之内，都必须彻底清洗。

（5）在操作中要随时注意防止意外针刺伤，一旦眼睛、皮肤不慎直接接触到细胞毒性药物后，应立即用肥皂水清洗，清水冲干净，洒在桌面、地面的药物，应先用纱布吸附，并用清水冲干净。

（6）所有的针筒和针头都应丢置在指定的容器中。放放细胞毒性药物污染物的垃圾袋应封口，再放入医疗垃圾袋中集中处理。

（7）强化医护人员对此类药物的认识，重视个人防护的作用，加强体育锻炼，提高机体的免疫力。建立医护人员健康档案，定期体检，包括细胞分类、血小板等。

4. 配制完成后操作台及物品的清理

（1）用乙醇纱布擦拭操作台，直至操作台面无污渍，用后的纱布放入细胞毒性药物专用垃圾袋内。

（2）所有用过的针头应丢弃在专用的锐器盒里，针筒及污染的手套丢弃在细胞毒性药物专用垃圾袋内并封口，再放入医疗垃圾袋中集中处理。

二、水平层流操作台标准操作流程

水平层流台只能用于调配对工作人员无伤害的药物，如电解质类药物、肠外营养药等。

1. 提前 30 分钟开启风机及紫外线灯，观察并记录温、湿度及压差数值。

2. 进入一更，换鞋，洗手

3. 进入二更，穿洁净服，戴口罩，准备用物，再次手消毒，戴一层 PE 手套。进入配制间，检查佩戴无菌手套。

4. 关闭水平层流台紫外线灯，开启照明灯。

5. 操作前 75% 乙醇擦拭洁净台（擦拭顺序：高效过滤网→上方→左侧→右侧→操作台面）。

6. 按无菌技术操作规范配置药物，特殊药物剂量要二人核对、签字。

7. 操作后擦拭洁净台：先用常水擦拭，再用干纱布脱水，后用 75% 乙醇擦拭。

8. 关闭风机及照明开关，开启紫外新照射消毒 30 分钟。

9. 医疗垃圾带出配制间分类处理。

10. 01 批次配制结束后普间人员擦拭无菌柜、隔离衣柜及回风口过滤网。

11. 水平层流台定位图见图 3-8-1；标准流程见图 3-8-2。

注意事项：

1. 水平层流台每月做 2 次空气培养，早班周二、四送喷壶，周三、五取回喷壶。

2. 每年对水平层流台进行各项参数的监测，以保证洁净台运行质量，并保存监测报告。

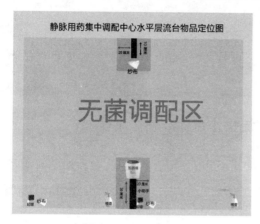

图 3-8-1　定位图

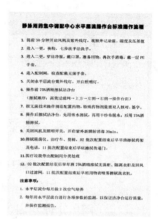

图 3-8-2　水平层流台操作

三、生物安全柜标准操作流程

1. 提前30分钟开启风机及紫外线灯,观察并记录温、湿度及压差值。

2. 进入一更,换鞋,七步洗手法洗手。

3. 进入二更,穿洁净服,戴口罩,准备用物,再次手消毒,戴一层 PE 手套。

4. 进入配制间,检查佩戴无菌手套。

5. 关闭生物安全柜紫外线灯,开启照明灯,开启玻璃窗。

6. 操作前 75% 乙醇擦拭洁净台,铺防护垫,擦拭顺序:高效过滤网→前方→左侧→右侧→操作台面)。

7. 按无菌技术操作配制,特殊药物剂量双人核对、签字,收防护垫。

8. 操作后擦拭洁净台:先用灭菌注水擦拭,再用干纱布脱水,后用 75% 乙醇擦拭。

9. 关闭风机及照明开关,开启紫外线照射消毒 30 分钟。

10. 擦拭震荡仪、治疗车、凳椅,配制结束后擦拭药架、电话及传递门。

11. 医疗垃圾带出配制间分类处理。

12. 配制结束后抗生素配制间人员擦拭无菌柜、隔离衣柜及回风口过滤网。

13. 生物安全柜定位图见图3-8-3；标准流程见图3-8-4。

注意事项：

1. 每月做2次空气培养。

2. 每年对生物安全柜进行各项参数的监测，以保证洁净台运行质量，并保存监测报告。

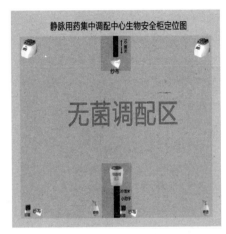

图3-8-3　定位图

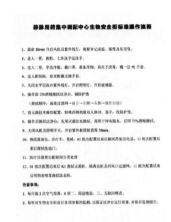

图3-8-4　生物安全柜操作

四、自动贴签机标准操作

1. 着装仪表、举止符合要求，手消毒，戴口罩、PE手套、一次性手套。

2. 打开计算机、进入界面，检查贴签纸是否充足。

3. 口述：医嘱审核完毕后药师将数据发送至贴签机，护士点击查询。

4. 查询接收数据，检查有无异常数据并报告，口述：无异常数据，开始贴签。

5. 传送溶媒并下达接收指令，口述：下达口令声音洪亮、准确清晰。

6. 传送每袋溶媒之间要有间隔，防止速度过快，更换溶媒及药品批次要暂停，并告知接收护士。

7. 口述：01批普、抗使用蓝色筐；02批普、抗使用绿色筐；11批普、抗使用红色筐；需冷藏药品，使用黄色筐；单筐放置，防止混乱。

8. 操作结束，整理剩余溶媒，药筐归位，治疗车归位，使用 75% 乙醇擦拭操作台。

9. 核对所有溶媒数量，核对无误后传至配制间内，并登记签名。

10. 口述：冰箱药单独统计，待传输数据完成，关闭计算机。

11. 口述：每周定时清理数据。

12. 脱手套，摘口罩，手消毒。

五、西林瓶配制操作流程

1. 配制人员对需配制的液体与药品进行操作前查对：依据液体上标签内容查对批次，查对溶媒名称、规格、厂家、剂量、数量、有效期；再查药品名称、规格、厂家、剂量、数量、有效期、批号是否相符，查溶媒、药品有无变质、浑浊、有无破损。

2. 将配制的液体与药品放置操作台中区，用 75% 乙醇消毒溶媒、西林瓶口。

3. 西林瓶：取注射器，调整针头斜面朝上，用注射器抽吸适量相容的溶解注射液，挤压西林瓶胶塞，再将针筒竖直，穿刺胶塞（如使用侧孔注射器，垂直进针），注入溶解液，振荡直至完全溶解。

4. 将振荡后的药品再次用 75% 乙醇消毒，抽吸药液，同时再次进行查对，将药液通过加药口平行注入输液袋中，摇匀，整个过程保持"开放窗口"，注意：如有非整支剂量，则必须双人签字。

5. 对配制好的成品再次查对，确认无质量问题后盖上配制人印章，并将空西林瓶放入对应的筐内。

6. 通过传递门将输液成品送出由复核人员进行复核查对。

注意事项：

1. 所有配制过程必须在离操作台外沿 20cm，内沿 8～10cm，并离台面至少 10cm 区域进行。

2. 配制时前窗不可高过安全警戒线，否则，操作区域内不能保证负压，可能会造成药物气雾外散，对工作人员造成伤害。

3. 溶解西林瓶时，溶媒应沿瓶壁缓慢注入瓶底，等药粉渗透后再行振荡，防止粉末溢出。

4. 各西林瓶内压力不同，在瓶内进行排气或排液后再拔针，不使药液排于空气中。

5. 在配制过程中，每完成一份成品配制后，及时清理操作台上废弃物。

六、安瓿配制操作流程

1. 配制人员对需配制的液体与药品进行操作前查对：依据液体上标签内容查对批次，查对溶媒名称、规格、厂家、剂量、数量、有效期；再查药品名称、规格、厂家、剂量、数量、有效期、批号是否相符，查溶媒、药品有无变质、浑浊、有无破损。

2. 将配制的液体与药品放置操作台中区，用 75% 乙醇消毒溶媒瓶口。

3. 安瓿：抽吸安瓿时，再次查对，先轻弹药液颈部，使其降至瓶底，用砂轮划过颈部，并用 75% 乙醇进行消毒，用纱布垫着将其掰断，防止药液、玻璃碎片四处飞溅，划伤手套（对着层流台侧壁打开，不要对着高效过滤网打开，以免药液溅到过滤网上），将打开后的安瓿放置于液体左上方，查看纱布上有无碎屑，使用无菌手法，调整针尖斜面朝下，靠在安瓿颈部，拉动针栓，抽吸药液，将药液通过加药口垂直推入输液袋中（弹 - 划 - 消 - 掰 - 吸 - 注），整个过程保持"开放窗口"，注意：如有非整支剂量，则必须有双人核对签字。

4. 对配制好的成品再次查对，确认无质量问题后盖上配制人印章，并将空安瓿放入对应的筐内。

5. 通过传递门将输液成品送出由复核人员进行复核查对。

注意事项：

1. 所有配制过程必须在离操作台外沿 20cm，内沿 8 ～ 10cm，并离台面至少 10cm 区域进行。

2. 在配制过程中，每完成一份成品配制后，及时用 75% 乙醇擦拭台面。

第四部分　配液中心操作技术

第一节　配液中心消毒灭菌技术

用于进入人体组织或无菌器官的医疗用品必须达到灭菌要求。医疗卫生机构使用的一次性使用医疗用品用后应当及时进行无害化处理。

一、常用化学消毒剂种类

常用消毒剂包括含氯消毒剂、乙醇、二氧化氯、氯己定等。

二、常用化学消毒剂应用

（一）含氯消毒剂

凡是能溶于水，产生次氯酸的消毒剂统称含氯消毒剂。它是一种古老的消毒剂，但至今仍然是一种优良的消毒剂。通常所说的含氯消毒剂中的有效氯，并非指氯的含量，而是消毒剂的氧化能力，相当于多少氯的氧化能力。该消毒剂分为以氯胺类为主的有机氯和以次氯酸为主的无机氯。前者杀菌作用慢，但性能稳定，后者杀菌作用快速，但性能不稳定。

1. 常见的剂型
（1）液氯：含氯量 > 99.5%（V/V）。
（2）漂白粉：含有效氯 25%（W/W）。
（3）漂白粉精：含有效氯 80%（W/W）。
（4）三合二：含有效氯 56%（W/W）。
（5）次氯酸钠：工业制备的含有效氯 10%（W/W）。

（6）二氯异氢脲酸钠：含有效氯60%（W/W）。

（7）三氯异氢脲酸：含有效氯85%～90%（W/W）。

（8）氯化磷酸三钠：含有效氯2.6%（W/W）。

2. 杀菌原理　含氯消毒剂的杀菌机制有3点。

（1）次氯酸的氧化作用：次氯酸为很小的中性分子，它能通过扩散到带负电荷的菌体表面，并通过细胞壁穿透到菌体内部起氧化作用，破坏细菌的磷酸脱氢酶，使糖代谢失衡而致细菌死亡。

（2）新生态氧的作用，由次氯酸分解形成新生态氧，将菌体蛋白质氧化。

（3）氯化作用，氯通过与细胞膜蛋白质结合，形成氮氯化合物，从而干扰细胞的代谢，最后引起细菌的死亡。

3. 主要优缺点

（1）优点：①杀菌谱广、作用迅速、杀菌效果可靠；②毒性低；③使用方便、价格低廉。

（2）缺点：①不稳定，有效氯易丧失；②对织物有漂白作用；③有腐蚀性；④易受有机物、pH等的影响。

4. 杀菌作用　通常能杀灭细菌繁殖体、病毒、真菌孢子及细菌芽孢。

5. 使用方法　常用的消毒灭菌方法有浸泡、擦拭、喷洒与干粉消毒等方法。

（1）浸泡法：将待消毒或灭菌的物品放入装有含氯消毒剂溶液的容器中，加盖。对细菌繁殖体污染物品的消毒，用含有效氯200mg/L的消毒液浸泡10分钟以上；对肝炎病毒和结核杆菌污染物品的消毒，用含有效氯2000mg/L的消毒液浸泡30分钟以上；对细菌芽孢污染物品的消毒，用含有效氯2000mg/L的消毒液浸泡30分钟。

（2）擦拭法：对大件物品或其他不能用浸泡法消毒的物品用擦拭法消毒。消毒所用药物浓度和作用时间参见浸泡法。

（3）喷洒法：对一般污染表面，用1000mg/L的消毒液均匀喷洒（墙面：200ml/m^2；水泥地面：350ml/m^2，土质地面，（1000ml/m^2），作用30分钟以上；对肝炎病毒和结核杆菌污染的表面的消毒，用含有效氯2000mg/L的消毒液均匀喷洒（喷洒量同前），作用60分钟以上。

（4）干粉消毒法：对排泄物的消毒，用漂白粉等粉剂含氯消毒剂按排泄物的 1/5 用量加入排泄物中，略加搅拌后，作用 2～6 小时，对医院污水的消毒，用干粉按有效氯 50mg/L 用量加入污水中并搅拌均匀，作用 2 小时后排放。

6. 影响杀菌因素

（1）浓度与作用时间：一般规律是药物浓度愈高，作用时间愈久，杀菌效果愈好。但漂白粉与三合二药物浓度增高，其溶液 pH 亦随之上升，有时反需延长作用时间才能灭菌。

（2）酸碱度 pH 愈低，杀菌作用愈强。含氯消毒剂的杀菌作用主要依赖于溶液中未分解的次氯酸浓度，而溶液 pH 愈低，则未分解的次氯酸愈多，随着 pH 上升，愈来愈多的次氯酸分解成氢与次氯酸根离子，而失去杀菌作用。

（3）温度：温度增高可加强杀菌作用。但不能对次氯酸钠溶液加热，否则会导致其分解，使杀菌效果降低。

（4）有机物：有机物的存在可损耗有效氯，影响其杀菌作用。对低浓度消毒液的影响比较明显。如淀粉、脂肪、醇类的影响较小（甲醇对次氯酸钠反而有增效作用），对二氯异氰尿酸钠影响较小。

（5）还原性物质：硫代硫酸盐、亚铁盐、硫化物、含氨基化合物等还原性物质，亦可降低其杀菌作用。在消毒污水时应予以注意。

（6）水质的硬度：硬度＜400mg/L，对其杀菌作用影响不大。

7. 使用注意事项

（1）应置于有盖容器中保存，并及时更换。

（2）勿用于手术器械的消毒灭菌。

（3）浸泡消毒时，物品勿带过多水分。

（4）勿用于被血、脓、粪便等有机物污染表面的消毒。物品消毒前，应将表面黏附的有机物清除。

（5）勿用于手术缝合线的灭菌。

（6）用含氯消毒剂消毒纺织品时，消毒后应立即用清水冲洗。

（二）乙醇

乙醇属中效消毒剂，目前医院使用很普遍。

1.杀菌原理 醇类消毒剂杀灭微生物依靠三种作用：①破坏蛋白质的肽键，使之变性；②侵入菌体细胞，解脱蛋白质表面的水膜，使之失去活性，引起微生物新陈代谢障碍；③溶菌作用。

2.主要优缺点

(1) 优点：①具有中效、速效的杀菌作用；②无毒、无刺激，对金属无腐蚀性。

(2) 缺点：①受有机物影响大；②易挥发，不稳定。

3.杀菌作用 乙醇为中效消毒剂，能杀灭细菌繁殖体、结核杆菌及大多数真菌和病毒，但不能杀灭细菌芽孢，短时间不能灭活乙肝病毒。

4.适用范围 适用于皮肤、环境表面及医疗器械的消毒。

5.使用方法 消毒处理，常用消毒方法有浸泡法和擦拭法。

(1) 浸泡法：将待消毒的物品放入装有乙醇溶液的容器中，加盖。对细菌繁殖体污染医疗器械等物品的消毒，用75%的乙醇溶液浸泡10分钟以上；对外科洗手消毒，用75%的乙醇溶液浸泡5分钟。

(2) 擦拭法：对皮肤的消毒，用75%乙醇棉球擦拭。

6.注意事项

(1) 应置于有盖容器中保存，并及时更换。

(2) 勿用于手术器械的消毒灭菌。

(3) 勿用于涂有醇溶性涂料表面的消毒。

(4) 浸泡消毒时，物品勿带过多水分。

(5) 勿用于被血、脓、粪便等有机物污染表面的消毒。物品消毒前，应将表面黏附的有机物清除。

（三）二氧化氯

二氧化氯是一种新型高效消毒剂，具有高效、广谱的杀菌作用。它不属于含氯消毒剂，实际上为过氧化物类消毒剂。目前国内已有多家在生产稳定性二氧化氯及二元包装的二氧化氯。

1.杀菌原理 二氧化氯具有很强的氧化作用，能使微生物蛋白质中的氨基酸氧化分解，导致氨基酸链断裂，蛋白质失去功能，使微生物死亡，它的作用既不是蛋白质变性，也不是氯化作用，而是强大的氧化作用，这种作用比氯化作用至少强 2.5 倍。

2. 杀菌作用　二氧化氯杀菌谱广，包括几乎所有的常见致病微生物如细菌繁殖体、细菌芽孢、真菌病毒以及抵抗力强的肝炎病毒等。

3. 主要优缺点

（1）优点：①广谱、高效，能杀灭一切微生物；快速无毒、使用安全。②使用范围广泛，不仅可以作灭菌剂，也可作为消毒、防腐剂和保鲜剂。③作饮水消毒时不仅可杀死水中微生物，而且能杀灭原虫和藻类，具有提高水质和除臭作用。消毒后不产生有害物质，国外称它为理想的化学消毒剂。

（2）缺点：①有机物对该消毒剂有一定的影响；②对碳钢、铝、不锈钢等手术器械有一定的腐蚀性；③杀菌效果多受活化剂浓度和活化时间的影响。

4. 应用范围　稳定性二氧化氯可应用于食品加工、饮用水及医院、医药工业的消毒、防霉，食品消毒和保鲜。病房终末消毒、除臭，口腔含漱、外科伤口清洗等。

5. 使用方法　消毒处理，常用消毒方法如下。

（1）浸泡法：将洗净、晾干待消毒或灭菌处理的物品浸于二氧化氯溶液中，加盖。对细菌繁殖体的污染，用 100mg/L 浸泡 30 分钟。对肝炎病毒和结核杆菌的污染，用 500mg/L 浸泡 30 分钟。对细菌芽孢消毒用 1000mg/L 浸泡 30 分钟。

（2）擦拭法：参考浸泡法。

（3）喷洒法：对一般污染的表面用 500mg/L 二氧化氯均匀喷洒，作用 30 分钟。对肝炎病毒和结核杆菌污染的表面用 1000mg/L 二氧化氯均匀喷洒，作用 60 分钟。

（4）饮水消毒：在饮用水源中加入 5mg/L 的二氧化氯作用 5 分钟即可。

6. 使用注意事项

（1）消毒前将二氧化氯用 10：1 的柠檬酸活化 30 分钟才能使用。

（2）活化后的二氧化氯不稳定，一般要活化后当天使用。

（3）用二氧化氯消毒内镜或手术器械后，应立即用无菌蒸馏水冲洗，以免对器械有腐蚀作用。

（4）配制溶液时，忌与碱或有机物相接触。

（四）氯己定

氯己定为双胍类化合物，因分子中含有苯环，亦有人将之列入酚类消毒剂。该消毒剂属低效消毒剂。

1. 杀菌原理　氯己定的杀菌作用有 3 点：①吸附于细胞表面，破坏细胞膜，造成胞质组分渗漏；②抑制脱氢酶的活性；③高浓度时，可凝聚胞质组分。

2. 主要优缺点

（1）优点：杀菌速效，对皮肤无刺激，对金属无腐蚀性，性能稳定，抑菌效果特别强，抑菌浓度可低达 $10^{-5} \sim 10^{-6}$。

（2）缺点：易受有机物的影响。

3. 杀菌作用　可杀灭革兰阳性与革兰阴性的细菌繁殖体，但对结核杆菌，某些真菌以及细菌芽孢仅有抑制作用。

4. 适用范围　可用于皮肤、黏膜创面及环境物体表面的消毒。

5. 使用方法　消毒处理，常用消毒方法有浸泡、擦拭和冲洗等方法。

（1）浸泡法：将待消毒的双手浸泡于装 0.5% 氯己定乙醇（70%）溶液或 4% 葡萄糖酸盐氯己定溶液的容器中，对卫生洗手，浸泡 $1 \sim 2$ 分钟；对外科洗手，浸泡 3 分钟。

（2）擦拭法：对手术部位及注射部位皮肤的消毒。用浸有 0.5% 氯己定（70%）溶液的无菌棉球或其他替代物品局部擦拭 2 遍，作用 2 分钟；伤口创面消毒，用浸有 0.5% 氯己定水溶液的无菌棉球擦拭创面 $2 \sim 3$ 遍，作用 2 分钟。

（3）冲洗法：对阴道、膀胱或伤口黏膜创面的消毒，用 0.01% $\sim$ 0.1% 氯己定水溶液冲洗 $3 \sim 5$ 分钟，至冲洗液变清为止。

6. 使用注意事项

（1）勿与肥皂、洗衣粉等阴性离子表面活性剂混合使用。

（2）冲洗消毒时，若创面脓液过多，应延长冲洗时间。

第二节　常用药物配制知识

1. 心血管类药物　见表 4-2-1。

表 4-2-1　药物配制方法及禁忌

| 药名、规格 | 溶媒 | | 配制方法 | 配伍禁忌 | 备注 |
	0.9%氯化钠注射液	5%葡萄糖注射液			
注射用磷酸肌酸钠, 1g	✓	✓			每次1g, 每日1~2次, 30~45分钟滴完
注射用磷酸肌酸钠, 1g					
依达拉奉注射液	✓	×			
丹参酮 ⅡA 磺酸钠注射液, 10mg/2ml	✓	✓		不可与盐酸氨溴索、西咪替丁、法莫替丁、硫酸镁等氨基糖苷类抗生素配伍使用	尽可能单独使用
注射用七叶皂苷钠, 5mg	✓	×	贴壁注入		可与10%葡萄糖注射液使用, 只能用于静脉注射或滴注
注射用单唾液酸四己糖神经节苷脂钠, 40mg	✓	✓			肌内注射、皮下注射、静脉滴注
长春西汀注射液 30mg/5ml	✓	✓	500ml溶液中可加入2支	①不可用含氨基酸的输液稀释; ②与肝素建议两者不要在同一注射器中	静脉滴注, 无色透明液体, 配制后3小时内使用。不可肌内注射, 未经稀释不可静脉使用

续表

药名、规格	溶媒		配制方法	配伍禁忌	备注
	0.9%氯化钠注射液	5%葡萄糖注射液			
甲钴胺注射液，500μg					
银杏叶提取物注射液；17.5mg/5ml	√	√		本品不可与其他药物混合使用	通常一日1～2次，一次2～4支，本品还可溶于低分子右旋糖酐或羟乙基淀粉中
注射用三磷酸腺苷二钠氯化镁（复合）		√			
左卡尼汀注射液；1g/5ml					口服或静脉注射可引起癫痫发作
左卡尼汀注射液，2g/5ml					
注射用盐酸丙帕他莫，1g	√	×	完全溶解	本品不应和其它含对乙酰胺基酚成分的药物联合应用	①日极量不超过8g；②勿与其他药物在同一容器内同时使用；③完全溶解后立即使用，15分钟输注完毕

2. 维生素和矿物质类药　见表4-2-2。

表 4-2-2　药物配制方法及配伍禁忌

药名/规格	溶媒		配制方法	配伍禁忌	备注
	0.9%氯化钠注射液	5%葡萄糖注射液			
甘油磷酸钠注射液，10ml	×	√	溶液首选复方氨基酸注射液，10ml加入500ml可配伍溶液中，也可用10%葡萄糖注射液	禁用盐水配制，高渗溶液未经稀释不能输注	①注意控制给药速度，稀释后24小时内用完；②本品为高渗溶液，未经稀释不能输注
注射用多种维生素（12种）5ml	√	√	贴壁注入	①营养需求增加的病例可按日给药剂量的 2～3 倍给药；②不含维生素K；③禁止联合使用(由于含有吡哆醇)	①混合后立即使用，每日1次；②静脉注射或肌内注射或输注；③与确定具有可兼容性及稳定性的碳水化合物，脂肪乳，氨基酸，电解质的营养混合
注射用12种复合维生素	√	√	贴壁注入	警惕维生素B$_1$过敏	液混合使用橙黄色冻干粉或粉末，可用10%GS
葡糖糖酸钙注射液，1g/10ml	×	√		与维生素B$_6$、硫酸镁禁配	只能加入10%葡萄糖注射液，可以静脉注射，静脉刺激强，外渗可致组织坏死（外渗处理：停止注射，并用氯化钠局部冲洗注射，局部给予氢化可的松，1%利多卡因和透明质酸，并抬高局部肢体及热敷)

药名/规格	溶媒		配制方法	配伍禁忌	备注
	0.9%氯化钠注射液	5%葡萄糖注射液			
硫酸镁注射液，2.5g/10ml		√			无色透明液体，抗惊厥药
维生素B₆注射液50mg/1ml		√		每天应用200mg持续30天以上，可致依赖综合征	无色至微黄色澄明的液体，皮下注射及肌内注射、静脉注射
注射用水溶性维生素	√	√			冰箱药。也可加入脂肪乳中
脂溶性维生素注射液Ⅱ	×	×	加入脂肪乳，用于溶解注射用水溶性维生素	本品含维生素K₁，可与香豆素类抗凝血药物发生相互作用，不宜使用	冰箱药。用药前1小时内配制，24小时内用完，必须稀释后静脉滴注
多种微量元素注射液（Ⅱ）10ml	×	√		不耐果糖患者禁用	也加入复方氨基酸注射液
注射用核黄素磷酸钠10mg				甲氧氯普胺药不宜合用甲氧氯普胺药不宜合用	
门冬氨酸钾注射液10ml	√	√			浓度不超过0.68%即250ml液体最多溶配浓度不超过0.68%即250ml液体最多溶配1支药品
维生素B₁注射液50mg/1ml					①肌内注射，不宜静脉注射；②在碱性溶液中易分解，不宜配伍（易变质）

续表

药名/规格	溶媒		配制方法	配伍禁忌	备注
	0.9%氯化钠注射液	5%葡萄糖注射液			
维生素 B_{12} 注射液 0.5mg					肌内注射吸收快速,且完全
门冬氨酸钾镁注射液 10ml		√	10~20ml溶于250~500ml液体		不能肌内注射或静脉注射,应稀释后缓慢静脉滴注
多种微量元素注射液 10ml	×	√			无色或微黄色的澄明液体,也可加入复方氨基酸注射液中

3. 肿瘤科用药　见表4-2-3。

表4-2-3　药物配制方法及禁忌

药名/规格	溶媒		配制方法	配伍禁忌	备注
	0.9%氯化钠注射液	5%葡萄糖注射液			
盐酸格雷司琼注射液, 3mg/3ml	√	√			每日最高计量不超过9mg即3支
榄香烯注射液, 100mg/20ml	√	√			本品为乳白色的均匀乳状液体
榄香烯注射液, 0.2g/10ml	×	√	必须溶于10%的葡萄糖注射液	本品不可与其他药物混合使用	为防止静脉炎发生,滴注后可用500ml生理盐水冲洗血管
注射用氨磷汀, 0.4g	√	×			白色结晶冻干粉末或块状物,有特臭

药名/规格	溶媒		配制方法	配伍禁忌	备注
	0.9%氯化钠注射液	5%葡萄糖注射液			
亚叶酸钙注射液,0.1g/10ml注射	√	√			冰箱药,2～10℃保存
用左亚叶酸钙,25mg	√	×		本品与氟尿嘧啶连用可增加氟尿嘧啶细胞毒性	
注射用盐酸托烷司琼,2mg	√	√			白色或类白色疏松块状物
注射用盐酸托烷司琼,5mg					
甲磺酸多拉司琼注射液,12.5mg/1ml	√	√			
消癌平注射液,20ml	×	√			①肌内注射:每次2～4ml,每日1～2次或遵医嘱;②静脉滴注:每次20～100ml,每日1次或遵医嘱

4. 抗微生物类药　见表 4-2-4。

表 4-2-4　药物配制及禁忌

药名 / 规格	溶媒		配制方法	配伍禁忌	备注
	0.9% 氯化钠注射液	5% 葡萄糖注射液			
注射用头孢哌酮钠舒巴坦钠，1.5g	√	√	至少用 7.5ml 溶液		本品在头孢哌酮和舒巴坦分别为 10～250mg/ml 和 5～125mg/ml 浓度范围内，因此本品只能加在 100ml 液体中才可达到浓度要求
注射用替考拉宁，0.2g	√	√	用 3ml 注射用水缓慢贴壁注入（易产生泡沫）如有泡沫形成将瓶放置 15 分钟直至泡沫消失	本品与万古霉素可能有交叉过敏反应，故对万古霉素过敏者禁用	冰箱药。①现用现配或 4℃储存时间超过 24 小时建议不要使用；②治疗期间应定期检测血液学，肝肾功能检查
注射用替考拉宁，0.2g					
注射用醋酸卡泊芬净，50mg	√				冰箱药
注射用醋酸卡泊芬净，70mg	√				冰箱药
注射用两性霉素，B25mg	×	√			冰箱药。①避光缓慢静滴每剂滴注时间少 6 小时；②仅 5mg 规格用于鞘内注射

续表

药名 / 规格	溶媒		配制方法	配伍禁忌	备注
	0.9% 氯化钠注射液	5% 葡萄糖注射液			
硫酸庆大霉素注射液 8 万 U	√	√			
注射用青霉素钠 160 万 U					皮试（一）
注射用青霉素钠 80 万 U					
注射用头孢呋辛钠, 0.75g			至少注入 7ml 溶剂		溶解后可在常温（10～36℃）保存 5 小时, 在 4℃以下保存 48 小时
注射用氟氯西林钠, 1g	√	√			缓慢静脉滴注 4 小时内使用完, 4 次/日。用本品前进行青霉素皮试, 呈阳性反应者禁用
注射用哌拉西林钠他唑巴坦钠, 4.5g	√	√			
注射用头孢曲松钠, 1g	√	√			如果新生儿（≤28天）需要或（预期需要）使用含钙的静脉输液包括静脉输注营养液治疗, 则禁止使用本品, 因为有产生头孢曲松-钙沉淀物的危险

药名 / 规格	溶媒		配制方法	配伍禁忌	备注
	0.9% 氯化钠注射液	5% 葡萄糖注射液			
注射用比阿培南，0.3g	✓	✓		①正在使用丙戊酸钠类药物的患者禁用；②对碳青霉烯类、青霉素类及头孢类抗生素药物过敏者慎用	①一天的最大给药量不超过1.2g；②进食困难及全身情况恶化者可能会出现维生素K缺乏症状，应注意观察
注射用亚胺培南西司他丁钠，0.5g/0.5g	✓	✓	需溶2次		以静脉滴注剂型存在
注射用盐酸万古霉素，500mg	✓	✓	至少用10ml溶液		静滴时间在60分钟以上
注射用阿奇霉素，0.5g	✓	✓			
注射用美罗培南，0.5g	✓	✓			
注射用头孢美唑钠，1g	✓	✓			成年人每日1～2g，分两次静脉注射或静脉滴注

药名/规格	溶媒		配制方法	配伍禁忌	备注
	0.9%氯化钠注射液	5%葡萄糖注射液			
氟康唑注射液，0.1g/50ml	√	√	本品在静脉滴注前先溶解成10mh/ml，在稀释至不高于5mg/ml的浓度(最终配成含量为0.5～5mg/ml的氟康唑溶液)		不推荐在静脉输注氟康唑前与其他任何药物混合
注射用伏立康唑200mg	√	√			
头孢他啶他唑巴坦钠(5∶1)	√	×		①不可与氨基糖苷类抗生素直接混用于同一注射器或输液瓶中，因存在物理配伍禁忌；②本品遇碳酸氢钠不稳定，不可配伍	①现配现用，静脉注射是最好的给药方法；②定期检查造血系统功能，尤其是长时间(即长于21天)

所有抗生素使用前均需做皮试，配制前核对批号

5. 消化系统用药　见表 4-2-5。

表 4-2-5　药物配制方法及禁忌

药名/规格	溶媒		配制方法	配伍禁忌	备注
	0.9% 氯化钠注射液	5% 葡萄糖注射液			
多烯磷脂酰胆碱注射液，232.5mg	×	√	严禁用电解质溶液（生理氯化钠溶液、林格液等稀释		冰箱药。建议采用静脉滴注给药方式
注射用奥美拉唑钠，40mg	√	√		该药品不应同时使用抗酸剂或抑酸剂	单独使用，5% 葡萄糖溶配 6 小时内，0.9% 氯化钠溶配 12 小时内
注射用门冬氨酸鸟氨酸，2.5g	√	√		对氨基酸类药物过敏者禁用	250ml 加 2 支，500ml 加 4 支，每天不超过 40g
异甘草酸镁注射液，50mg/10ml	√	√			治疗过程中，应定期监测血压和血清钾、钠浓度
盐酸精氨酸注射液，5g/20ml		√	15～20g(3～4 支) 溶于 1000ml 液体		
门冬氨酸鸟氨酸注射液，5g/10ml	√	√	500ml 最多溶配 6 支	严重肾功能不全患者（诊断标准血清中肌酐水平超过 3mg/100ml) 者禁用本品	①淡黄色澄明液体；②可以与常用的各种注射用溶液混合而不发生任何问题

续表

药名/规格	溶媒		配制方法	配伍禁忌	备注
	0.9%氯化钠注射液	5%葡萄糖注射液			
注射用兰索拉唑，30mg	✓	×	1支溶于100ml液体	①正在使用硫酸阿扎那韦的患者禁止使用本品；②避免与0.9%氯化钠注射液以外的液体和其他药物混合使用	本品仅用于静脉滴注，溶解后尽快使用
西咪替丁注射液，0.2g/2ml	✓	✓	200mg稀释于100ml液体		
西咪替丁注射液，0.2g/2ml	✓	✓	200mg稀释于250～500ml		
盐酸甲氧氯普胺注射液，10mg/1ml	✓	✓			本品与止吐药合用更佳，对晕动病所致呕吐无效
谷氨酸钾注射液，6.3g/20ml		✓	3支溶于500～1000ml液体		
谷氨酸钾注射液，5.75g/20ml		✓			
注射用丁二磺酸腺苷蛋氨酸，500mg	✓	✓	配制时，需斜45°插入侧孔	不宜与碱性溶液或含钙的溶液混合	肌内注射或静脉注射

续表

药名/规格	溶媒		配制方法	配伍禁忌	备注
	0.9%氯化钠注射液	5%葡萄糖注射液			
注射用奥美拉唑 40mg	✓	✓	专用溶剂溶配后及时加入		配制后4小时内使用
注射用奥美拉唑，40mg	✓	✓	①溶于100ml液体中；②至少用5ml溶液稀释	①不应与阿扎那韦合用；②不可与其他药物混合或在同一输液装置中合用	配葡萄糖注射液6小时用完，配生理盐水12小时用完
注射用泮托拉唑钠，40mg	✓	×		禁止用其他溶剂或其他药物溶解和稀释	本品溶解或稀释后必须在4小时内用完
注射用雷贝拉唑钠；20mg	✓	×			本品溶解和稀释后2小时内使用，避免与0.9%氯化钠注射液以外的液体和其他药物混合静脉滴注
注射用复合辅酶，200U+0.2mg	×	✓			严禁静脉推注，肌内注射用1～2ml 0.9%氯化钠注射液溶解
注射用复合辅酶，100U+0.1mg					

6. 血液系统用药　见表 4-2-6。

表 4-2-6　药物配制方法及禁忌

药名 / 规格	溶媒		配制方法	配伍禁忌	备注
	0.9% 氯化钠注射液	5% 葡萄糖注射液			
右旋糖酐铁注射液,0.1g/2ml	✓	✓			
注射用卡络磺钠, 40mg	✓	×			
脱氧核苷酸钠注射液, 50mg/2ml	×	✓			缓慢滴注每分钟 2ml

7. 抗肿瘤用药　见表 4-2-7。

表 4-2-7　药物配制方法及禁忌

药名 / 规格	溶媒		配制方法	配伍禁忌	备注
	0.9% 氯化钠注射液	5% 葡萄糖注射液			
注射用盐酸吉西他滨, 1g 注射用盐酸吉西他滨, 200mg 注射用盐酸伊立替康 40mg	✓	×		在严重肾功能不全的患者中联合应用禁忌吉西他滨和顺铂	①溶解后立即使用;②已配制的不可再冷藏, 以防结晶析出
多西他赛注射液, 20mg/0.5ml	✓	✓	专用溶剂贴壁注入, 反复倒置45秒, 静置5分钟		4小时内使用只可静脉滴注, 警惕过敏。冰箱药

药名/规格	溶媒		配制方法	配伍禁忌	备注
	0.9%氯化钠注射液	5%葡萄糖注射液			
紫杉醇注射液，30mg	√	√			①最终浓度为0.3～1.2mg/ml（即100ml稀释载体可加入1～4支）；②冷藏可发生沉淀，不宜剧烈搅动、振动或摇晃，避免产生沉淀
注射用磷酸氟达拉滨，50mg	√	√			100ml生理盐水稀释，临床研究中普用100ml或125ml 15%葡萄糖或0.9%氯化钠注射液稀释该药品
注射用盐酸表柔比星，10mg 注射用盐酸表柔比星，10mg	√	×	需2次溶解	①配伍禁忌：肝素（沉淀）；②已用过大剂量蒽环类药物（如多柔比星或柔红霉素）的患者禁用	
注射用盐酸吡柔比星，10mg	×	√	至少10ml溶液	已用过大量蒽环类药物（如多柔比星或柔红霉素）的患者禁用	①溶解后的药液室温下放置不超过6小时；②心脏毒性低于多柔比星
注射用盐酸伊达比星，10mg	√				静脉注射，给药后60分钟内进行放疗

续表

药名/规格	溶媒		配制方法	配伍禁忌	备注
	0.9%氯化钠注射液	5%葡萄糖注射液			
注射用奥沙利铂，50mg	×	√	50mg包装需加入10ml溶剂	①奥沙利铂应在氟尿嘧啶前给药；②不能用盐溶液或碱性溶液（5氟尿嘧啶）配制和稀释该药品；③不能使用含铝的注射材料；④剂量限制毒性是神经系统毒性反应	用于静脉滴注，加入到250～500ml稀释载体中（以便达到0.2mg/ml以上浓度）
盐酸米托蒽醌注射液5mg/5ml	√	√		不能与其他药物混合注射	遇低温可能析出晶体，可将安瓿置于热水中加温，晶体溶解后使用
替尼铂苷注射液，5mg/50ml	√	√			250ml最多加入5支，不应静脉推注或快速推注
注射用洛铂10mg	×	√	使用前用5ml注射用水溶解	洛铂不能用氯化钠溶液溶解，这样可增加洛铂的降解	冰箱药。一般静脉注射给药，此溶液应4小时内应用（存放温度2～8℃）
注射用羟喜树碱	√	×			不能用葡萄糖等酸性溶液溶解

药名/规格	溶媒		配制方法	配伍禁忌	备注
	0.9%氯化钠注射液	5%葡萄糖注射液			
盐酸多柔比星脂质体注射液 20mg/10ml	×	√			冰箱药。本品稀释液应立即使用，如不立即使用，应保存在2~8℃下，不超过24小时。禁用于肌内和皮下注射，禁止未经稀释得直接原液注射。禁止使用有沉淀物或其他杂质的器材
注射用雷替曲塞 2mg	√	√			
注射用顺铂，10mg	√	√		亚硫酸盐，次硫酸盐、碳酸钠或氟尿嘧啶的存在可影响顺铂的稳定性	顺铂可与铝相互作用生成黑色沉淀，在制备或使用顺铂时，不得使用含铝的注射器、针头、套管或静脉注射装置
氟尿嘧啶注射液，0.25g	√	√	配制时应掰2支抽2支		挥发性很强，可用静脉输液泵连续给药维持24小时
依托铂苷注射液，0.1g/5ml	√	×			应静脉滴注，稀释后立即使用。禁用于儿童肌内注射。一支至少加入到400ml液体中。应静脉滴注，稀释后立即使用。化疗结束3个月内禁止接种病毒疫苗

续表

药名/规格	溶媒		配制方法	配伍禁忌	备注
	0.9%氯化钠注射液	5%葡萄糖注射液			
注射用甲氨蝶呤, 0.1g					
甲氨蝶呤注射液, 1g/10ml	√	√		阿糖胞苷, 氟尿嘧啶及醛酸泼尼松龙应避免与其他有潜在肝脏毒性的药物同时使用(包括乙醇)	可采用肌内、静脉或鞘内注射。对尿路有刺激性, 应多饮水, 可给予尿路保护剂美司钠; ②环磷酰胺水溶液仅能稳定2~3小时, 最好现配现用
注射用环磷酰胺, 0.2g	√	×	至少8~10ml溶液, 待结晶完全溶解		
注射用放线菌素D, 0.2mg	√				300~400μg溶于20~40ml液体中
注射用丝裂霉素, 10mg	√	×			不可肌内、皮下注射, 用药期间禁用活病毒疫苗接种和避免口服脊髓灰质炎疫苗

8. 其他用药 见表4-2-8。

表 4-2-8　药物配制方法及禁忌

药名/规格	溶媒		配制方法	配伍禁忌	备注
	0.9%氯化钠注射液	5%葡萄糖注射液			
盐酸昂丹司琼注射液，4mg/2ml	✓	✓			
汉防己甲素注射液，30mg/2ml	✓	✓			缓慢注射或滴注
复方曲肽注射液，2ml	✓	✓		不能与平衡氨基酸注射液在同一瓶中输注	黄色或浅棕黄色澄明液体
盐酸氨溴索注射液，15mg/2ml	✓	✓			果糖、林格液都可使用
注射用甘露聚糖肽，2.5mg	✓	✓			静脉滴注，肌内注射或瘤体注射
甘露聚糖肽注射液，5mg/2ml	✓	×			肌内注射或静脉滴注，1次/日
氟比洛芬酯注射液，50mg/5ml					冰箱药
注射用乌司他丁，10万U	✓	✓	贴壁注入		①本品溶解后迅速使用，10万U溶于500ml溶液中；②可以缓慢静脉注射
大株红景天注射液，5ml		✓	250ml 5%葡萄糖注射液每次10ml		现配现用，建议病区自行配制
复方苦参注射液，5ml	✓	×			常温保存，药品为浅棕色澄明液体，肌内注射或静脉滴注

药名/规格	溶媒		配制方法	配伍禁忌	备注
	0.9%氯化钠注射液	5%葡萄糖注射液			
肾康注射液，20ml					有内出血倾向者，孕妇及哺乳期妇女禁用，有急性心力衰竭或高血钾危象者禁用
生脉注射液，20ml	×	√	一次20～60ml用5%葡萄糖注射液250～500ml稀释后使用	不宜与中药藜芦或五灵脂同时应用	肌内注射或静脉滴注
醒脑静注射液，10ml	√	√			肌内注射或静脉滴注

第三节　配液中心其他相关知识

一、配液中心各种登记表格

1. 药品破损登记表

单位　　　　　　　　　　　　　　　　　　　　　第　　　页

日期	药品名称	原因	配制人	核对人

日期	药品名称	原因	配制人	核对人

2. 各科室静脉配液工作量日统计表

单位　　　　　　　　　　　　　　　　　　　　　　　　　　　日期

序号	科室名称	常规药						化疗药						药师签收	配液签收	工勤签收
		01批包	01批配	02批包	02批配	03批包	03批配	01批包	01批配	02批包	02批配	03批包	03批配			
1																
2																
3																
4																
5																
6																
7																
8																
9																
10																
11																
12																
13																
14																
15																
16																
17																
18																
19																
20																
21																
22																
23																
24																
25																
26																
27																
28																
29																
30																
31																
32																

3. 差错记录登记表

单位

日期	药品名称	厂家	规格	数量	原因	操作者

4.配液中心温、湿度、压力登记表

单位　　　　　　　　　　　　　　　　　　　第　页

日期	温度	湿度	压力	签名	备注	下午	温度	湿度	压力	签名	备注

二、配液中心的相关术语

1. PIVAS（pharmacy intravenous admixture services，PIVAS）　是根据国际标准建立的集临床药学与科研为一体的医疗机构。它是在符合GMP标准、依据药物特性设计的操作环境下，由受过培训的护理人员，严格按照操作程序，进行包括全静脉营养液、细胞毒性药物和抗生素等静脉用药的配制，为临床提供药物治疗与合理用药服务的机构。

2. 无菌技术　是在医疗护理操作过程中，保持无菌物品、无菌区域不被污染、防止病原微生物侵入人体的一系列操作技术。

3. 危害药品　是指能产生职业暴露危险或者危害的药品，即具有遗传毒性、致癌性、致畸性，或者对生育有损害作用以及在低剂量下可产生严重的器官或其他方面毒性的药品，包括肿瘤化疗药品和细胞毒性药品。

4. 成品输液　按照医师处方或用药医嘱，经药师适宜性审核，通过无菌操作技术将一种或数种静脉用药进行混合调配，可供临床直接用于患者静脉输注的输液。

5. 输液标签　依据医师处方或用药医嘱经药师适宜性审核后生成的标签，其内容应当符合《处方管理办法》有关规定：应当有患者与病区基本信息、医师用药医嘱信息、其他特殊注意事项以及静脉用药调配岗位操作人员的信息等。

6. 交叉调配　系指在同一操作台面上进行两组（袋、瓶）或两组以上静脉用药混合调配的操作流程。

7. 清洁　去除物体表面有机物、无机物和可见污染的过程。

8. 消毒　消除或杀灭传播媒介上病原微生物，使其达到无害化的处理。

9. 灭菌剂　能杀灭一切微生物（包括细菌芽孢），并达到灭菌要求的制剂。

10. 清洁剂　洗涤过程中帮助去除被处理物品上有机物、无机物和微生物的制剂。

11. 消毒剂　能杀灭传播媒介上的微生物并达到消毒要求的制剂。

12. 斯伯尔丁分类法　1968 年 E.H.Spaulding 根据医疗器械污染后

使用所致感染的危险性大小及在患者使用之间的消毒或灭菌要求，将医疗器械分为三类，即高度危险性物品、中度危险性物品和低度危险性物品。

13. **有效氯**　与含氯消毒剂氧化能力相当的氯量，其含量用 mg/L 或 %（g/100ml）浓度表示。

14. **摆药、贴签**　是指摆药贴签人员根据已审核通过的用药医嘱标签，严格按照所示内容调剂摆放药品，然后去除药品外包装，清洁、消毒药品外表面，并将标签贴于输液袋空白处的过程。

15. **核对**　是指核对人员根据标签内容核对所调剂药品是否准确、药品效期和包装、抗生素批号一致性有无异常，防止发生摆药贴签错误，同时将调剂好的药品依次按照病区、批次的不同，分别放在指定区域内的过程。

16. **清场**　是指调配工作完成后，对调配各个工作场所包括各仪器设备、各种辅助用物及工作场所内的门、窗、椅、墙等物品进行严格的清洁、消毒的卫生打扫和整理工作。

17. **目视管理**　利用形象直观、色彩适宜的各种视觉感知信息来组织现场工作，从而达到提高劳动生产率的一种管理手段。这是一种利用视觉来进行管理的科学方法，亦可称为"看得见的管理"和"一目了然的管理"。

附件A 卫生部办公厅关于印发《静脉用药集中调配质量管理规范》的通知

卫办医政发〔2010〕62号

各省、自治区、直辖市卫生厅局，新疆生产建设兵团卫生局：

为加强医疗机构药事管理，加强和规范医疗机构临床静脉用药调配中心（室）的建设和管理，保障医疗质量和医疗安全，我部组织制定了《静脉用药集中调配质量管理规范》。现印发给你们，请遵照执行。

二〇一〇年四月二十日

静脉用药集中调配质量管理规范

为加强医疗机构药事管理，规范临床静脉用药集中调配，提高静脉用药质量，促进静脉用药合理使用，保障静脉用药安全，根据《中华人民共和国药品管理法》和《处方管理办法》，制定本规范。

本规范所称静脉用药集中调配，是指医疗机构药学部门根据医师处方或用药医嘱，经药师进行适宜性审核，由药学专业技术人员按照无菌操作要求，在洁净环境下对静脉用药物进行加药混合调配，使其成为可供临床直接静脉输注使用的成品输液操作过程。静脉用药集中调配是药品调剂的一部分。

本规范是静脉用药集中调配工作质量管理的基本要求，适用于肠外营养液、危害药品和其他静脉用药调剂的全过程。医疗机构其他部门开展集中或者分散临床静脉用药调配，参照本规范执行。

1. 医疗机构采用集中调配和供应静脉用药的，应当设置静脉用药调配中心（室）（Pharmacy intravenous admixture service，PIVAS）。肠外营养液和危害药品静脉用药应当实行集中调配与供应。

2. 医疗机构集中调配静脉用药应当严格按照《静脉用药集中调配操作规程》（见附件）执行。

3. 人员基本要求

（1）静脉用药调配中心（室）负责人，应当具有药学专业本科以上学历，本专业中级以上专业技术职务任职资格，有较丰富的实际工作经验，责任心强，有一定管理能力。

（2）负责静脉用药医嘱或处方适宜性审核的人员，应当具有药学专业本科以上学历、5 年以上临床用药或调剂工作经验、药师以上专业技术职务任职资格。

（3）负责摆药、加药混合调配、成品输液核对的人员，应当具有药士以上专业技术职务任职资格。

（4）从事静脉用药集中调配工作的药学专业技术人员，应当接受岗位专业知识培训并经考核合格，定期接受药学专业继续教育。

（5）与静脉用药调配工作相关的人员，每年至少进行一次健康检查，建立健康档案。对患有传染病或者其他可能污染药品的疾病，或患有精神病等其他不宜从事药品调剂工作的，应当调离工作岗位。

4. 房屋、设施和布局基本要求

（1）静脉用药调配中心（室）总体区域设计布局、功能室的设置和面积应当与工作量相适应，并能保证洁净区、辅助工作区和生活区的划分，不同区域之间的人流和物流出入走向合理，不同洁净级别区域间应当有防止交叉污染的相应设施。

（2）静脉用药调配中心（室）应当设于人员流动少的安静区域，且便于与医护人员沟通和成品的运送。设置地点应远离各种污染源，禁止设置于地下室或半地下室，周围的环境、路面、植被等不会对静脉用药调配过程造成污染。洁净区采风口应当设置在周围 30m 内环境清洁、无污染地区，离地面高度不低于 3m。

（3）静脉用药调配中心（室）的洁净区、辅助工作区应当有适宜的空间摆放相应的设施与设备；洁净区应当含一次更衣、二次更衣及调配操作间；辅助工作区应当含有与之相适应的药品与物料储存、审方打印、摆药准备、成品核查、包装和普通更衣等功能室。

（4）静脉用药调配中心（室）室内应当有足够的照明度，墙壁颜色应当适合人的视觉；顶棚、墙壁、地面应当平整、光洁、防滑，便于清洁，不得有脱落物；洁净区房间内顶棚、墙壁、地面不得有裂缝，能耐受清洗和消毒，交界处应当成弧形，接口严密；所使用的建筑材料应当符合环保要求。

（5）静脉用药调配中心（室）洁净区应当设有温度、湿度、气压等监测设备和通风换气设施，保持静脉用药调配室温度 18～26℃，相对湿度 40%～65%，保持一定量新风的送入。

（6）静脉用药调配中心（室）洁净区的洁净标准应当符合国家相关规定，经法定检测部门检测合格后方可投入使用。

各功能室的洁净级别要求：①一次更衣室、洗衣洁具间为十万级；②二次更衣室、加药混合调配操作间为万级；③层流操作台为百级。

其他功能室应当作为控制区域加强管理，禁止非本室人员进出。洁净区应当持续送入新风，并维持正压差；抗生素类、危害药品静脉用药调配的洁净区和二次更衣室之间应当呈 5～10 帕负压差。

（7）静脉用药调配中心（室）应当根据药物性质分别建立不同的送、排（回）风系统。排风口应当处于采风口下风方向，其距离不得小于3m 或者设置于建筑物的不同侧面。

（8）药品、物料贮存库及周围的环境和设施应当能确保各类药品质量与安全储存，应当分设冷藏、阴凉和常温区域，库房相对湿度40%～65%。二级药库应当干净、整齐，门与通道的宽度应当便于搬运药品和符合防火安全要求。有保证药品领入、验收、贮存、保养、拆外包装等作业相适宜的房屋空间和设备、设施。

（9）静脉用药调配中心（室）内安装的水池位置应当适宜，不得对静脉用药调配造成污染，不设地漏；室内应当设置有防止尘埃和鼠、昆虫等进入的设施；淋浴室及卫生间应当在中心（室）外单独设置，不得设置在静脉用药调配中心（室）内。

5. 仪器和设备基本要求

（1）静脉用药调配中心（室）应当有相应的仪器和设备，保证静脉用药调配操作、成品质量和供应服务管理。仪器和设备须经国家法定部门认证合格。

（2）静脉用药调配中心（室）仪器和设备的选型与安装，应当符合易于清洗、消毒和便于操作、维修和保养。衡量器具准确，定期进行校正。维修和保养应当有专门记录并存档。

(3) 静脉用药调配中心（室）应当配置百级生物安全柜，供抗生素类和危害药品静脉用药调配使用；设置营养药品调配间，配备百级水平层流洁净台，供肠外营养液和普通输液静脉用药调配使用。

6. 药品、耗材和物料基本要求

(1) 静脉用药调配所用药品、医用耗材和物料应当按规定由医疗机构药学及有关部门统一采购，应当符合有关规定。

(2) 药品、医用耗材和物料的储存应当有适宜的二级库，按其性质与储存条件要求分类定位存放，不得堆放在过道或洁净区内。

(3) 药品的贮存与养护应当严格按照《静脉用药集中调配操作规程》等有关规定实施。静脉用药调配所用的注射剂应符合中国药典静脉注射剂质量要求。

(4) 静脉用药调配所使用的注射器等器具，应当采用符合国家标准的一次性使用产品，临用前应检查包装，如有损坏或超过有效期的不得使用。

7. 规章制度基本要求

(1) 静脉用药调配中心（室）应当建立健全各项管理制度、人员岗位职责和标准操作规程。

(2) 静脉用药调配中心（室）应当建立相关文书保管制度：自检、抽检及监督检查管理记录；处方医师与静脉用药调配相关药学专业技术人员签名记录文件；调配、质量管理的相关制度与记录文件。

(3) 建立药品、医用耗材和物料的领取与验收、储存与养护、按用药医嘱摆发药品和药品报损等管理制度，定期检查落实情况。药品应当每月进行盘点和质量检查，保证账物相符，质量完好。

8. 卫生与消毒基本要求

(1) 静脉用药调配中心（室）应当制定卫生管理制度、清洁消毒程序。各功能室内存放的物品应当与其工作性质相符合。

(2) 洁净区应当每天清洁消毒，其清洁卫生工具不得与其他功能室混用。清洁工具的洗涤方法和存放地点应当有明确的规定。选用的消毒剂应当定期轮换，不会对设备、药品、成品输液和环境产生污染。每月应当定时检测洁净区空气中的菌落数，并有记录。进入洁净区域的人员数应当严格控制。

（3）洁净区应当定期更换空气过滤器。进行有可能影响空气洁净度的各项维修后，应当经检测验证达到符合洁净级别标准后方可再次投入使用。

（4）设置有良好的供排水系统，水池应当干净无异味，其周边环境应当干净、整洁。

（5）重视个人清洁卫生，进入洁净区的操作人员不应化妆和佩戴饰物，应当按规定和程序进行更衣。工作服的材质、式样和穿戴方式，应当与各功能室的不同性质、任务与操作要求、洁净度级别相适应，不得混穿，并应当分别清洗。

（6）根据《医疗废弃物管理条例》制定废弃物处理管理制度，按废弃物性质分类收集，由本机构统一处理。

9.具有医院信息系统的医疗机构，静脉用药调配中心（室）应当建立用药医嘱电子信息系统，电子信息系统应当符合《电子病历基本规范（试行）》有关规定。

（1）实现用药医嘱的分组录入、药师审核、标签打印以及药品管理等，各道工序操作人员应当有身份标识和识别手段，操作人员对本人身份标识的使用负责。

（2）药学人员采用身份标识登录电子处方系统完成各项记录等操作并给予确认后，系统应当显示药学人员签名。

（3）电子处方或用药医嘱信息系统应当建立信息安全保密制度，医师用药医嘱及调剂操作流程完成并确认后即为归档，归档后不得修改。静脉用药调配中心（室）应当逐步建立与完善药学专业技术电子信息支持系统。

10.静脉用药调配中心（室）由医疗机构药学部门统一管理。医疗机构药事管理组织与质量控制组织负责指导、监督和检查本规范、操作规程与相关管理制度的落实。

11.医疗机构应当制定相关规章制度与规范，对静脉用药集中调配的全过程进行规范化质量管理。

（1）医师应当按照《处方管理办法》有关规定开具静脉用药处方或医嘱；药师应当按《处方管理办法》有关规定和《静脉用药集中调配操作规程》，审核用药医嘱所列静脉用药混合配伍的合理性、相容性和稳定性，对不合理用药应当与医师沟通，提出调整建议。对于用药错误或不能保证成品输液质量的处方或用药医嘱，药师有权拒绝调配，并做记录与签名。

（2）摆药、混合调配和成品输液应当实行双人核对制；集中调配要严格遵守本规范和标准操作规程，不得交叉调配；调配过程中出现异常应当停止调配，立即上报并查明原因。

（3）静脉用药调配每道工序完成后，药学人员应当按操作规程的规定，填写各项记录，内容真实、数据完整、字迹清晰。各道工序与记录应当有完整的备份输液标签，并应当保证与原始输液标签信息相一致，备份文件应当保存1年备查。

（4）医师用药医嘱经药师适宜性审核后生成输液标签，标签应当符合《处方管理办法》规定的基本内容，并有各岗位人员签名的相应位置。书写或打印的标签字迹应当清晰，数据正确完整。

（5）核对后的成品输液应当有外包装，危害药品应当有明显标识。

（6）成品输液应当置入各病区专用密封送药车，加锁或贴封条后由工人递送。递送时要与药疗护士有书面交接手续。

12.药师在静脉用药调配工作中，应遵循安全、有效、经济的原则，参与临床静脉用药治疗，宣传合理用药，为医护人员和患者提供相关药物信息与咨询服务。如在临床使用时有特殊注意事项，药师应当向护士作书面说明。

13.医疗机构静脉用药调配中心(室)建设应当符合本规范相关规定。由县级和设区的市级卫生行政部门核发《医疗机构执业许可证》的医疗机构，设置静脉用药调配中心（室）应当通过设区的市级卫生行政部门审核、验收、批准，报省级卫生行政部门备案；由省级卫生行政部门核发《医疗机构执业许可证》的医疗机构，设置静脉用药调配中心（室）应当通过省级卫生行政部门审核、验收、批准。

14.本规范下列用语的含义。

（1）危害药品：是指能产生职业暴露危险或者危害的药品，即具有遗传毒性、致癌性、致畸性，或对生育有损害作用以及在低剂量下可产生严重的器官或其他方面毒性的药品，包括肿瘤化疗药品和细胞毒性药品。

　　（2）成品输液：按照医师处方或用药医嘱，经药师适宜性审核，通过无菌操作技术将一种或数种静脉用药品进行混合调配，可供临床直接用于患者静脉输注的药液。

　　（3）输液标签：依据医师处方或用药医嘱经药师适宜性审核后生成的标签，其内容应当符合《处方管理办法》有关规定：应当有患者与病区基本信息、医师用药医嘱信息、其他特殊注意事项以及静脉用药调配各岗位操作人员的信息等。

　　（4）交叉调配：系指在同一操作台面上进行两组（袋、瓶）或两组以上静脉用药混合调配的操作流程。

参 考 文 献

车莹 . 2012. 医务人员手卫生依从性现状及影响因素 . 当代护士，11: 12-14.

陈志东，章萍 . 2009. 我国静脉药物配置中心现状的思考 . 中国药师，12(6): 785-787.

方静，娄晟，俞颖，等 . 2015. 流程优化管理对降低静脉用药调配中心差错发生率的影响 . 东南国防医药，17(1): 85-86.

傅江漫，李薇 . 2003. 静脉药物配置中心在临床实践中的应用 . 护理管理杂志，3(1): 55-56.

胡佑锦，袁芳 . 2012. 供应室实习护生手卫生依从性影响因素存在的问题及对策 . 当代护士，10: 167-168.

黄帮华 . 2004. PVC 袋装输液生产应把握的几个重要环节 . 中国药液，13(8): 18-19.

黄靖雄 . 2004. 环氧乙烷灭菌 . 中华医院感染学杂志，14(12): 1435-1439.

黄振伟 . 2009. 临床常用中药注射液不良反应之探讨 . 中国实用医药，4(20): 254-256.

姜媛媛，张亚婷，王凤莲，等 . 2012. PIVAS 配置中出现的差错分析及对策 . 中国药师，15(2): 266.

解放军总医院 . 2013. 医院感染预防控制工作指南 . 北京：解放军总医院医务部医院管理研究所感染管理与疾病控制科编印 .

金晓威，郑小平，张丽珍，等 . 2011. 静脉药物配置中心常见差错分析及防范 . 中国医学创新，8(34): 112.

李方，张健 . 2009. 临床静脉输注药物使用手册 . 北京：人民军医出版社 .

廖东方 . 2008. 二维码电子标签的安全技术研究 . 北京：北京邮电大学 .

林菊芬，杨素清 . 2005. 静脉用药集中调配中心的洁净环境管理 . 现代西医结合杂志，14(11): 1529.

刘皈阳，孙艳 . 2011. 临床静脉用药集中调配技术 . 北京：人民卫生出版社 .

刘金玲，任俊辉，孟德胜 . 2010. 静脉药物调配中心化疗药物调配注意事项 . 中国药房，21(13): 1210.

刘平 . 2012. 静脉药物配置中心对护理工作的作用及其护理管理 . 当代护士（下旬刊），01: 183-184.

刘新春，高海清 . 2006. 静脉用药集中调配中心与静脉药物治疗 . 北京：人民卫生出版社 .

刘新春，马亚乒 . 2007. 静脉药物调配中心的风险控制 . 中国药师，10(1): 86.

刘新春，徐恒，马亚乒 . 2005. 建立医院静脉药物调配中心的意义及其进展 . 中国药业，14(12): 23.

罗利雄，范红玲，陈健，等.2014.我院静脉药物配置中的差错分析及防范措施研究.实用药物与临床，17(3): 332.

彭小贝，李思，唐春炫.2010.ICU护理人力资源与患者安全性关系的研究进展.护理进修杂志，25(4): 306-307.

沙永生.2009.静脉化疗药物调配中心护士的自我防护及管理.天津护理，17(4): 233-234.

田志成，赵海茵，袁芳.2014.二维码技术在我院PIVAS管理信息系统中的应用.中国药房，9(25): 826.

王飙，王锦弘.2006.静脉用药集中调配中心的生物安全柜及水平层流工作台.上海护理，6(3): 70-71.

王冠元，陆璐，杜春双.2015.目视管理在肿瘤专科医院静脉药物配置中心的应用.中国药房，26(7): 958-959.

王建荣.2010.输液治疗护理实践指南与实施细则.北京：人民军医出版社：6.

王瑞华.2012.加强供应室手卫生.中国社区医师（医学专业），25: 354.

卫生部办公厅.2010.静脉用药集中调配质量管理规范.卫办医政发[2010]62号文件.

吴晓燕，任军辉，孟德胜.2010.浅谈静脉用药集中调配中心水平层流工作台的操作与维护.中国药房，21(13): 1208.

吴永佩，焦雅辉.2010.临床静脉用药调配与使用指南.北京：人民卫生出版社：3-14.

肖智军.2001.现场管理的三大工具：标准化·目视管理·管理看板.企业管理，(11): 64.

杨华明，易滨.2009.现代医院消毒学.2版.北京：人民军医出版社.

杨华明，易滨.2010.最新医院消毒中心管理规范与质量控制.北京：人民卫生出版社.

曾凡莲，秦静茹，将立香.2012.探讨特殊感染器械、器具和物品的处置措施.内蒙古中医药，7: 158-159.

张海良，张晋萍.2006.静脉药物配液中心常见的问题与对策.药学服务与研究，6(2): 159-160.

张海霞，李欣欣，孙鸿雁.2009.化疗药物在调配和使用过程中对护士的危害及防护.吉林医学，30(14).

张健，李岚，王燕琼.2002.静脉给药的配制服务及临床药师的作用.中国医院药学杂志，22(6): 382.

张洁，蒋惠留.2007.细胞毒药物集中必须注意的一些问题.中国药房，18(10): 794-796.

张良海，张晋萍. 2006. 静脉药物配置中心常见的问题与对策. 药学服务与研究，6(2): 159-160.

张梅，富秀玉，王晓祺. 2011. 供应室人员洗手依从性影响因素及干预措施. 中华医院感染学杂志，21(4): 750-751.

章海芬，谢逸芬，姜春慧，等. 2004. 护士职业防护在静脉药物调配中心应用的探讨. 解放军护理杂志，21(7): 83.

赵明利，宋葆云，叶文琴. 2011. 目视管理在提高护理工作效率中的应用. 护理研究，25(1C): 266.

郑琦琦，徐勇. 2004. 医院静脉配置中心信息系统的设计与应用. 医学信息，17(1): 612.

周敏. 2009. 护生锐器伤的分析与预防对策. 中华医院感染学杂志，19(16): 2162-2164.

周铭. 2011. 医院建立静脉用药调配中心的意义及问题. 中国医药指南，9(15): 25.

Sherif Kishk，Bahram Javidi. 2004. Robust and secure two-dimensional barcode system. Opt Eng，43(10): 2259.